Ageless

the naked truth about bioidentical hormones

不老的神话

与16位专家促膝长谈

解密人体抗衰老的真相

Suzanne Somers
苏珊·索马斯 著
姜瑾 译

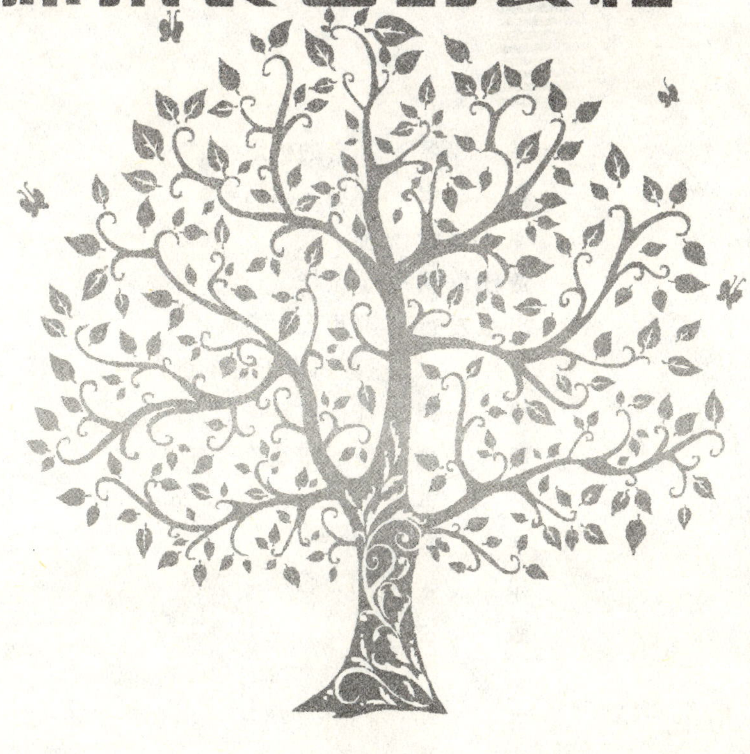

苏州大学出版社
SUZHOU UNIVERSITY PRESS

图书在版编目(CIP)数据

不老的神话：解密人体抗衰老的真相/(美)苏珊·索马斯著；姜瑾译.
苏州：苏州大学出版社，2009.9

ISBN 978-7-81137-276-2

Ⅰ.不… Ⅱ.①索…②姜… Ⅲ.长寿—保健—基本知识 Ⅳ.R161.7

中国版本图书馆 CIP 数据核字(2009)第 147402 号

著作合同登记号 图字：10-2009-115 号

书　　名	不老的神话
著　　者	苏珊·索马斯
译　　者	姜　瑾
责任编辑	金振华
出版发行	苏州大学出版社
	(苏州市干将东路 200 号　215021)
经　　销	江苏省新华书店
印　　刷	南通印刷总厂有限公司
开　　本	700 mm×1 000 mm　1/16
字　　数	350 千
印　　张	20.75
版　　次	2009 年 9 月第 1 版
	2009 年 9 月第 1 次印刷
书　　号	ISBN 978-7-81137-276-2
定　　价	29.00 元

苏州大学出版社网址　http://www.sudapress.com

Contents

目 录

排毒养身及环境对健康的影响 201

祖先传给我们的那种纯朴而又无污染的生活方式已经不复存在,我们正经历着人类从未经历过的环境侵害。想想吧:与化学物质、防腐剂、假冒食品、劣质油相联系的现代生活和以往是多么不同!劣质食品、化学物质和毒素正对我们的健康状况产生着负面影响。

专家访谈

减缓衰老的生活方式 239

人们正在远离真正的食品,而且正在为此付出代价。真正的食品有助于人体重建生物化学结构。人造食品、垃圾食品、过量的糖、酗酒以及白面棒之类的无营养食品无益于健康,导致人体走健康的下坡路,提前衰老。

专家访谈

我的抗衰老诀窍全都在本书中。亲爱的读者,青春不老不再是一个神话,你可以做得到,关键在于你的选择。

序　言

上帝保佑苏珊·索默尔斯！她是一个真正的健康人，她希望我们所有的人都最最健康。

1982 年，我有幸成为首批 100 个作为有急诊医学委员会资格证书的医学博士在美国工作。在随之开始的 15 年急诊医疗工作中，我用药物治疗了成千上万个病人并拯救了他们的生命。但在紧急重症治疗护理和抗衰老医疗之间有天壤之别。为什么我们不健康？这不是传统医疗之过，也不是药物制造工业之错。谁应该对此负责任？

传统的医学观点常常将健康看成是无疾病状态。抗衰老医学将健康的最佳状态归为在生理、情绪、大脑和精神的顺畅流通的同时，器官和荷尔蒙腺体的功能起最大效应。

抗衰老医学认为疾病是一种由充满毒素、营养缺乏、过分压力的体系在体内长期积蓄的状况，最终将导致酶分泌和荷尔蒙产出的改变，而这一切反过来又渐渐引起了生物化学的变化并出现了与之相关的症状和体征。压制症状并不能铲除根本的潜在病因，处于潜伏状态的疾病最终只会随着不断增加的病因在未来的某个日子里突然爆发。

传统医学基于对症状的治疗，而抗衰老医学分辨出症状的根源并平衡能源因素。传统医学在物理和化学水平上分析疾病:物理检查包括体检、X光透视、乳房X线透视、电脑辅助测试(CAT)扫描、磁共振造影,以及(活组织)切片检查;化学评估包括血液测试分析——假如这些测试结果为正常,病人被告知他们没有疾病,是健康的。正统医学除了心电图(EKG)、脑电图(EEG)和肌电图(EMG)外,很少分析电子及能量水平,它从来不用电子技术分析肝、肾、胰、肾上腺等。假如一个人愤怒,对他的肝脏的超声波(物理检查)是发现不了任何异样的,他的肝脏功能(化学检查)也反映不出任何的影响。但是,肝脏在电子(能量)改变就大了,导致的结果是诸如失眠和偏头痛之类的症状。就像心电图电子QRS波群先于生理的心脏跳动,器官电子(能量)的改变也往往早于化学和物理的异常。

传统医学以极快的速度不断发展,变得比以往任何时期都技术化和专门化。根据你头痛的类型,你可能去看内科医生,而他又反过来把你推荐到神经外科专家、眼科专家甚至到心理学家处就医。在这种医学模式中,不同的症状被看成是人体不同部位的疾病,但假如一旦这些所有的症状都相互关联呢?假如你的头疼、皮肤疹子、便秘、胃溃疡、失眠和肌肉痉挛同属于一个潜在的疾病,那怎么办呢?大多数症状都是人体想要努力摆脱毒素、重获稳定和平衡的表现方式。因而,大多数疾病的治疗不应该压制人体的防御机制,而是应该与这些系统合作。

抗衰老医学努力探寻疾病症状的根源,所以假如A导致了B,抗衰老疗法将去对付A而不是像正统的医学那样去治疗B。这种理想的疗法在任何状况下都是有效的,而且也能被人体所忍受。大多数药物是有效的,但不是那么让人忍受,它们会导致副作用。抗衰老医学在更深层次的伤害发生以前就作用于细胞和能量水平，因而也就是说，是真正的预防为主。病人的好转可以通过实验测试、临床观察和病人自己的健康感觉来衡量。

研究者们通过长期的研究发现，与衰老进程息息相关的机制是人体内激素的自然而然的下降，首先在三十多岁有所表现，然后当人进入五十多岁、六十多岁以及更老的时候不断加速。慢性疾病也常常和人体的激素生产下降有关。最近研究显示，适当的生物同体激素替代对减缓衰老进程具有相当的前景，也可以作为一种对与年龄增长相关疾病的治疗。

调节，作为一种最理想健康状况的最基本的特征，是器官和组织对刺激所作出反应的能力。对调节有最深奥、最广泛效果的系统是自主神经系统和内分泌系统。自主神经系统和内分泌系统之间的主要连接是下丘脑，即大脑内的一种小腺体，起着激素控制中心的作用。来自于大脑的信息被传递到下丘脑，它接着又将激素信息释放到紧贴于下丘脑下方的脑垂体腺，然后脑垂体腺再生产激素来刺激目标腺体（诸如肾上腺、甲状腺、卵巢等），分泌它们的激素。

营养缺陷、缺乏锻炼、接触有毒物质等均可能导致激素生产消失，最终引起生物功能的消退。长期慢性压力也会严重影响激素生产。其他因素还包括营养不良、睡眠紊乱、接触电磁场、远离日照以及长期使用成药和处方药等。

发生在衰老过程中的激素失衡在大脑和情感症状以及所有的疾病中起了相当大的作用，激素系统与多愁善感者有最大相关性。很明显，激素系统对我们的世界观有极大的影响。

“这是一个不断改变的时代。”接受抗衰老医学需要人的意识的改变。生命不应该被年龄所定义,而应该被能量活力来衡定。衰老等同于疾病,而活力相当于健康。

健康的普遍状态与我们的意识直接相关。健康状况的改变,无论是朝好的方面还是朝坏的方面,都与我们的意识改变息息相关。人体不断自我更新,意识和信念可以影响细胞的再生并且或正或反地影响着器官。

意识的改变常常涉及焦点的改变。什么让你激动?什么令你感恩?当我们不断聚焦于目的、激情和感恩时,我们才会感到充实和幸福。难道我们不希望每天早晨从床上一跃而起充满对生活的渴望和热爱?我敢打赌苏珊就是这样的。把自己看成健康的并且知道这种健康的生存状况就是你的天然状态。记住希波克拉底所说的:让食物成为你的药物,让药物成为你的食物。

那就让我们提供一些建议让大家能够获得更延长的、更幸福的、更健康的生命:做你热爱的事情,健康和康复将接踵而至;与那些能够让你感觉舒畅的人在一起;与你父母亲的关系保持融洽;视开心和放松为首要之事;真正地学会热爱自己。一旦你学会了宽恕自己,就很容易宽恕别人。记住,生活就是宽恕。

记住,你的家就是你的庇护所,家中要放满那些支持你培育你的东西;享受性生活给你带来的爱与神圣的共融;作出让你心灵无比宁静的决定;尽己所能,不评判他人;多与社会联系与沟通;经常扪心自省,因为这是知识的源泉、精神的激励和人生的指南。

善待地球。尽可能多地接触自然。一旦你确定“外出”是你的朋友，生活中的其他事情就迎刃而解了。日落时分或睡觉之前在潮湿的草地上赤脚走上 15 分钟来释放由于压力在体内堆积得过量的阳性电荷；到海边沙滩去吸入使你精力充沛的阴性离子。

抗衰老医学肯定能成功，那些很有可能曾经持敌对态度的人也终将不得不重新考虑。我真诚地希望就是这里以及本书其他部分所包含的内容将有助于联合医学，并使人人都能达到一个可能的健康的新水平。

医学博士 迈克·盖利切尔

引 言

读者朋友们,本书为大家提供了一个全新的概念:忘记你的年龄!同时再提出一个问题:你的精力有多年轻?

在过去的十年里,我全身心投入抗衰老的治疗。正是为我这本书写序的盖利切尔医生向我推荐的这一方法,使我恢复年轻的体能,强健我虚弱的腺体,带来完美的激素功能平衡。抗衰老治疗真的使人兴奋!

我身体状态越好,越想要研究探索这类医疗体系的奥秘。我发现成千上万的医生和医疗书籍分享着同样的哲学理念,那就是建立免疫机制,保持激素平衡,增加健康长寿的机会。花很短的时间我就走上了健康之路,抗生素对我来说已经是明日黄花(过去之事),十年来很少用到,而今天我的药物范围是维生素、中草药和添加营养,它们完全改变了我的身体健康状况。我知道你在想什么,听起来又是太"小儿科"了吧?这不是你们所想象的那样进入店内的维生素货架随便拿几瓶回家,不是。我的血液被抽取化验分析后,医生向我展现了一系列需要补充的维生素和矿物质。假如我的体检报告显示我体内铁含量低,医生会开处方让我在可选的范围内获得铁;假如体内钙含量低,他会让我补充钙来让我的骨骼健康强壮。这不是猜测，更不是谎言，这是血液的功能，是人体的根本。

我的感冒和流感早已消逝，即使在我高度压力的生活中我还能将疾病拒之门外，而且有着从未有过的充沛精力。我一直感到惊讶……，当自己感觉比30多岁时还要好时，怎么可能变老呢？我的激素和营养水平现在怎么比我年轻时还高了呢？通过遵循一种新的养生法，我战胜了体内免疫系统所受的压力对人体保持健康的破坏，避免环境污染带来的毒素，尽可能地减少处方药，通过一日三餐食用味道鲜美的有机食品来保持健康的生活方式。我也发现练瑜珈能重塑体型，让我情绪稳定。最后我真的了解了睡眠的重要性。

通过重新增补被压力和毒素耗尽的身体系统，让自己的体内变得更年轻来扭转衰老过程，我远离了疾病。即使岁月流逝，我还是恢复并保持了体内的年轻活力。我的年龄数字与我无关，代表年龄的是我的年轻活力。我拥有它，你也可以拥有！

写这本书的目的是让我自己和我所采访的医生向读者打开通往这种新医疗方法的通道。本书用我的亲身经历为读者打开一扇大门，你们会发现这些医生绝非庸医，而是创新突破。这是现代医学和古代治疗结合的疗法，是通往体内健康和外形美丽的生活源泉的关键。

我采访了美国在这个领域里最前沿的划时代医生，因此读者朋友可以在一页页阅读本书的过程中领略到与那些医生“一对一专访”的效果。我相信我提出的问题就是你们想要对医生们提出的。

我相信，在不久的将来，传统医疗机构也会迎头赶上。很多证据都在我面前展示，它正显示着人们对新医疗方式的跃跃欲试的好奇心，同时医生本人也正在摆脱传统医疗理念的自我束缚，承认更好的治疗方式的可能性。幸运的是，全国各地的医生正在意识到传统医学的“标准治疗”大部分已变得不全面、不精确，而且相对于我们日益现代化的生活已远远落后。

事实上，按人体规律，药物本身不可能治愈疾病，它们只能减缓病情，然而我们很多人终身依赖药物。因为每种药都有副作用，我们往往需要用另外一种药物来清除前面一种药物所带来的副作用，如此循环往复，麻烦种种，没完没了。

直到目前为止，人们一直认为年龄的增长是身体走下坡路的过程，甚至我们的医生也会温和地告诉我们：“那么你还能期待什么？你正在衰老。”我在这里告诉读者朋友们：“不会这样的。”这种新的医疗方法从根本上减缓并扭转了衰老过程——人们不会因病而死！要得到健康长寿的可能性就必须从现在开始，越早接受这类医疗方法，人就越生活得轻松舒适。

由于环境污染和社会压力，人们都感到衰老的开始越来越提前。年轻人，无论男女，都在二十、三十或四十岁左右就开始经受激素损耗，下一代要比这一代健康情况更糟糕，这几乎令人难以置信！知道我们这个民族是地球上最不健康的民族吗？在这个国家，我们这一代女性由于多年的化学物质的侵害而得病，而人们最近才意识到大剂量的避孕药的后果及其他与震撼人心的乳腺癌的比例之关联。我们几十年来一直受大量的化学物质之害，现在我们终于可以扭转多年来那种不知不觉中身受其害的局面了。无论男女，这样做永远不会太早也不会太迟，我到了50多岁才开始，但到目前为止，我已经从根本上扭转了我体内的老化进程。嗨！这是真的，我们对细胞死亡无能为力，即使这样，能让这些细胞健康并储存活力、精力、性能力和创造性思维的可能性还是相当令人神往的。

到目前为止，70% ~80% 的妇女仍然感到一旦进入了更年期的另一段，她们就束手无策，她们接受了心脏衰弱、高血压、糖尿病、骨质疏松、痴呆、惰性并彻底消失了性欲，她们的医生就是这样告诉她们的。这些妇女有着调整并适应激素缺失的身体，而且只要她们再也不受那些明显的症状所折磨，她们就会认为自己身体状况不错；若再无潮热的困扰，她们也不会意识到体内正在经历着由于激素缺失所导致的人体衰竭，这就是为什么随着年龄的增长会得病。激素对于我们人体、我们的外表和我们的感受有巨大的影响，它们是人体内细胞间化学交互作用的通道，能有效地告诉细胞该干什么，体内的激素实际上影响了每一个人体功能。没有激素，人无法睡眠，无法清醒地思考，健康状况恶化，体重失去控制，性欲很快减退，皮肤粗糙松弛，肌肉干燥下陷，头发失去光泽，眼神暗淡无光，体温无法调节，以及更多的症状，在此不再一一赘述；没有激素，人会慢慢走向死亡，此景不容乐观，令人不敢想象。作为一个社会，我们把晚上无法入眠看成是衰老的一部分；我们已经接受了年龄变大时干燥的皮肤、稀疏的头发、满面皱纹、疏松的骨质、浑沌的思维、心脏疾病及癌症。从本质上来说，激素影响了我们所做的一切事情；从我们呱呱落地开始，我们体内的激素就在我们成长、衰老和死亡的过程中起了主要的作用。

人的后半辈子也可以变得美妙至极，我清楚这一点就是因为我正置身于其中。只要通过正确的饮食和适度的锻炼，这种新的健康生活方式会让你恢复苗条性感的身材、光泽亮丽的头发、光滑弹性的皮肤；这种新的医疗理念能让你的大脑完美地工作，并为身体提供对心脏病、癌症、阿尔梅氏病等极大的抵抗力，你想要吗？

你不想在疾病缠身中郁郁而终，对吗？你不想让身体肥胖、大脑萎缩、老态龙钟、毫无激情、疾病缠身成为生命进程中看起来似乎不可缺少的一段历程，是吗？你也不能想象是由于你成人后选择的生活方式而使得你年老时永久性地背着一个氧气包四处行走的状态，对吗？你更不愿得那种新的神秘的疾病如“抗胰蛋白酶缺乏症”或由吸入环境中某种未知的化学物质而导致的诸如肺气肿类的疾病而命归黄泉——就是这可恶的疾病，让我失去了我的文学经纪人。你还不愿意由于失去生命激情，缺乏生活精力或到了老年痴呆的晚期被你的家人如同对待一匹老马一样抛弃在茫茫草原，孤独而终，是吗？

读者朋友们：你们能捍卫自己的最好方法就是预防这一切，现在就开始掌控自己的健康！我们都将经历年龄增长的过程，但我们大多数人都可以通过几个简单的方法来保养自己，预防衰老。

本书可以帮助你们变得体内年轻、健康并富有活力；本书也能让你们达到“不老的神话”之境地，保持外表的魅力——这就是本书所期待的最佳效果。

做到永不衰老只要花一点点的努力，虽然这个世界上没有免费的午餐，但它的回报远远超过了这世界上所有的金钱；你也不需要等到富裕了以后再利用这些信息，本书足够的前沿尖端科学信息足以让你在岁月增长的过程中保持健康。向这些医生学习，充分利用他/她们所提供的划时代前沿信息，这将为你的生命展开最美妙的崭新一页！

本书给读者一把打开多年封闭的大门，挣脱人世间无处不在的衰老枷锁的钥匙。我愿意身体更健康、生命更长寿、生活更快乐，并能在无病无疾的状态下安然离世，你呢？不管多么年轻，我们都能开始。本书适合于20～100岁之间的读者，欣赏它吧，并快乐地生活！

美丽由内而外

激素，又称荷尔蒙，它的缺失是衰老的第一指示。这种缺失发生在身体内部，起初你可能意识不到，直至你的青春被慢慢耗尽。一旦荷尔蒙缺失，你就会慢慢衰老。

掌控自己的健康

五年过去了,现在,在写本书的同时,我很高兴地宣布,我已经摆脱了癌症。多么大的解脱啊！再也没有任何疼痛侵扰我,它曾经导致我无比的恐惧,让我脑中闪现可怕的念头:“上帝啊,难道它又来了吗?”没有了！这一切已经一去不复返了！

癌症对任何人都一样,这是一种体内的痛楚困扰,一种不断地让人耿耿于怀、挥之不去的阴影,一种如同蹑藏于阴暗的角落的巨大野兽,窥视着,盘算着何时对何人以何种方法以致命的一击。现在,我终于摆脱了这种恐惧。这头野兽被锁住了,投进了监狱,希望它永远不要被释放出来。

在与癌症的这场战争中,我也得到了很多的赐福。我得到了亲人和我最需要的人的无限照顾,他们长期以来一直坚持不断地关爱着我。从这一切的爱中我获得了以前从未知道的自己所拥有的力量和勇气,选择了非传统治疗方案并一直以自己的方式来治疗。

当我被诊断得了癌症时,我需要的是情感的坚强与病魔抗争,而对这一点有帮助的是,我必须保持激素平衡。当激素压抑时很难有与之抗争的平衡情绪的激素能控制情绪,而且根据我的研究,我相信它能最有效地防止癌细胞增生。不幸的是传统医学的"标准疗法"相信排除所有的激素来防止疾病。我相信不同的方法,所以我不愿意偏离生物同体激素。

我也不愿意进行化疗。你知道,我不愿意在使用化学药品治疗过程中"中毒"。我的信念是平衡的激素环境能防止疾病。这一点在本书中被很多我所采访的医生强调。一方面,化疗烧蚀并清除激素,它确实杀死癌细胞,但它也杀伤免疫系统。如果没有完善的免疫系统,癌症就得到了极好的机会乘虚而入,极易复发。我们需要一个强健的免疫系统和平衡的激素来防止疾病。所以,对我来说,用"清除"激素的方法来治疗癌症是没有意义的。

我现在意识到,有两种方法与癌症抗争:建立与摧毁。传统医学的标准疗法是摧毁,尽管它的出发点和用意是良好的,但给自己注入化学药物,破坏一切,希望自己慢慢恢复健康的观点,再加上放弃自己的激素的指令,确实对我没有任何吸引力。

我决定通过"建立"的方法来对付癌症。这需要勇气,因为这样做公然违背了医生的建议。但是,由于我所写的书和我对激素与健康之间的关系的理解,我有很多信息。我了解激素平衡是健康活力的关键。对我来说,我作出违背标准疗法的决策可能要比那些没有得到同样信息的女性要容易得多。我通过平衡的生物同体激素替代来对付我的癌症,并且对此补充了 Iscador,一种适用于人类的药物,它的功能是强化和建立免疫体系以防止疾病入侵。

我相信这是我一生中作出的最好的决策。除了在这五年中每隔一天为自己注射 Iscador 时所带来的不舒服的感觉外,我的健康状况一直很好。在上次体检中,我的免疫系统好得连我的医生都欣喜若狂。他说他从未见到一个成年病人的免疫系统如此之强。这一信息排除了我的所有恐惧与焦虑。一种威胁生命的疾病怎么能超越如此强大的免疫系统呢? 太伟大了。我做到了,我以自己的方式,我战胜了它,而且自己的身体毫无损害。

5 年前,我的妇科医生指出我子宫内有早期癌前病变状况(不是癌症,甚至还不是癌前病变),为了防止可能的进一步的严重问题,必须切除子宫。我当时的抓狂程度可想而知。

我不愿意轻易地切除我人体的任何一个部位。当我还是一个年轻的母亲时,我首次用了化学药物,注射了回奶针剂,用配方奶粉来喂养我的宝宝西米拉。18 岁那年,我就开始使用大剂量避孕药,这一用就是 22 年。不知不觉中,就像很多我的同龄女性一样,这些化学药品让我陷入一种伪更年期状态。这些年的化学药品对我的健康有极大危害。除此背景压力以外,环境的侵害和严酷的童年也是我的灾难的起源。

生物同体激素替代治疗九个月以后,状况变得有点靠不住了。我大出血,而且不断地大出血。很明显,肯定哪儿出问题了。

由于大量出血,我开始排卵了。我觉得我不再是育龄妇女,生物同体激素替代治疗的目标愚弄了我的身体,让它觉得我还能再有能力喜得贵子,即使我体内再没有卵子了。出血、严重增生以及子宫腺肌病使我的生活忍无可忍。这种过量出血及严重增生为癌症的发生埋下了隐患,所以我别无他法,只好去切除子宫以除后患。

失去子宫后我做了大量的调查研究。没有激素就像一生中每一天都在经历严重经前反应,无法控制自己的情绪,也无法控制激素失缺的残酷的生理反应，同时还有与癌症抗争的压力。对我来说，没有激素，生活一点意义都没有。

根据T. S. 威利所言，我们可能随着时间的推移而改变，但我们体内的生物学不会改变。人的本能有自己的工作要做，大脑开始时被紧紧束缚，也不知道采取任何措施。一个健康的女性是激素平衡的，我们不能“在思想上超越”本能。

女性对于激素的认识一直是模糊混淆的，甚至于某种情况下害怕激素替代。某一天，报纸上用大标题赞扬激素替代疗法；第二天，这些大标题又尖叫着说激素替代疗法会置人于死地。

事实上，各种品牌的合成激素如普力马、孕酮等被大量使用，这些药物常常与癌症相关。与合成激素相关的最主要的癌症就是子宫内膜癌。

最近有关合成激素致癌的负面报道来自于政府资助的一项研究，题为“女性健康倡议”。这项研究本准备进行长达八年半，但五年零两个多月就被叫停了，因为合成激素的作用危害大于得益，乳房癌是被发现的危害之一。除此以外，研究还发现合成激素替代疗法既不能保护骨头，也不能保护心脏。具有讽刺意义的是，骨头和心脏保护是医生用来宣传的主要益处，是让女性去填满他们的处方药物的最大卖点。

“女性健康倡议”研究希望能够显示下列疾病的下降：

- 乳房癌
- 中风
- 肺栓塞
- 大肠癌

- 内膜癌
- 股骨骨折
- 任何原因导致的死亡

实际上的研究结果令人震惊：

- 冠心病增加了29%
- 中风增加了40%
- 心血管疾病增加了22%
- 肺栓塞(肺部血栓)增加了2100%(是的,是正确的)
- 乳房癌增加了26%

对于合成激素,这些数据就够了！仅仅这些数据就能够让人们立即相信合成激素的负面效果。

我们中那些经常服用避孕药的人,无论时间长短,事实上就在服用合成激素,很强的合成激素。这就是为什么我们这一代的女性处于乳房癌和子宫癌这种类似流行病的不断袭击中,对如此高的发病率还用得着惊讶吗？这里有相关因素,读者将会在本书中了解得更多。

你可将此和我的背景联系起来考虑。二十二年来,我依赖合成避孕药,原始的药性很强,假如我不想在某个周末来月经的话,我甚至用它来调节月经周期。就因为这样,我不能责备任何其他人——我们什么也不懂。我当时也不懂这些避孕药里面的成分,也不了解它对人体的捣乱和破坏。

我当时不懂两天出血意味着排卵不完全。那时候我觉得这种轻松的周期好极了。我没有意识到排卵在女性体内的重要性是让大脑很好,很健康，有生育能力。就我的头脑而言，我没有生育能力，因为我没有充分排卵，那是大脑作出的很危险的假设。假如大脑假定并认为我们无法生育，它的工作，从生理角度来谈，是努力限制我们来制造生育空间。这就是人体的本能，是自古以来有序运行于我们体内的模板。我在不知不觉中使自己陷入激素不平衡积累所造成的癌症背景中。人人体内都有癌细胞，如果我们变得激素失衡的话，就会给大脑信号，表示生育系统处于不正常工作状态，并且在这样的背景下，癌症就有机会乘虚而入。

这就是为什么我相信西方传统治疗方法的出发点和意图是好的，但治疗方法不准确。它需要与时俱进，不断更新。西方医学看到了一切，但偏偏忽视了最明显的东西；传统医学努力要将癌细胞用毒药排出体外，同时也进一步破坏了我们的激素体系。

然后，为了防止复发，我们接受针对激素的药物，诸如他莫昔芬、Femara，用来作用于干扰人体在某方面的应激能力。再加上这种药物对女性有极大的副作用，对我来说，这种药毫无意义。它阻止了人体内新的激素的产生或者杀死了体内还可能残留的一点激素。为什么西方医学不从人体本能来思考呢？我们被给予假冒的激素，不能确切地替代复制人体自然产生的激素，但医生希望它们能起同样作用甚至更好一些，那没用。看看周围，你认识的女性中年过得好吗？每个人有的最多的就是抱怨，从中度到严重。难怪乎女性的状态如此不佳！

一旦我们了解了我们的大脑认为我们的身体还有生育能力的重要性，那就很容易让我们为自己做决定。我们假定为我们看病的专家知道他们在干什么，但他们不可能知道他们没有被教过的东西。如果他们不是那些我在本书中要采访的医生，你很有可能被带上一条不归之路。记住，你的医生已经尽他们之全力了，这就是他们在此刻所懂的，你不能做任何事情反对他们。然而，没有哪个人能像你关心自己一样地关心你——因此，需要你自己来做调查研究。我在这本书中将一而再再而三地告诫大家：你必须依靠自己。当要谈到乳腺癌时，我相信答案一直就在我们的眼皮底下。只要复制自然本能！

这就是生物同体激素替补疗法所做的。假如科学技术还没有能够做出如何让人类活得比历史上的任何时期都要长寿命的发明的话，那么，这已经不是问题了。但是，我们能活得更长更长，没有激素替代，我们将仅仅以原先自己的躯壳而结束生命。没有激素，男人、女人或儿童的生活就没有质量。

回顾过去，我认识到避孕药给我们自由，不会怀孕或不去用母乳喂养，但在这个过程中也伤害了我们。我们甚至不懂得母乳喂养的重要性，我们也没有意识到哺乳不仅能增强我们的免疫系统，也能增强孩子的免疫功能；我们更没有意识到孩子越多，哺乳期越长，我们的免疫系统就越强壮。在大多数情况下，生育孩子和养育孩子这一人类的本能部分让我们终身免受疾病之苦。但是，推迟生育和推迟母乳喂养，或更严重的，不愿母乳喂养而去注射回奶针剂，再加上吃避孕药的有害后果，导致了我们的疾病、不育，或许失去器官和提早衰老。

无独有偶，我发现了一种避孕药能让女性一年只来四次月经，还有另外一种注射的避孕药让女性几年停经。根据我的估计，任何用了这类避孕药的女性最后的健康状况都不容乐观。什么时候我们能够停止“超越本能的想法”？简直是疯狂！

正像我前面所提到的，我通过研究发现这类避孕药对我和我同龄的女性的作用就是让我们提前进入假性更年期，进而导致了在我们年轻的体内严重的激素不平衡。再顺便提一下，我们服用的这种原始的避孕药就是2002年“女性健康倡议”中警告要停止服用的合成激素。

我不仅认识到服用避孕药的危害，也意识到服用其他处方药的严重后果，不到万不得已不要去用药。我记得在二十多岁的时候服用了甲状腺片剂，我从来没有问过为什么。我猜想我的医生知道他在做什么。结果是我没有任何的甲状腺问题，而是激素的不平衡。感谢上帝，那时候我再也买不起这种药了，这种药可不是闹着玩的，每种药物都有副作用，我当时没有认真考虑如何对待这类已经讲明白的副作用，因为当时太年轻，太以为自己是坚不可摧的，至少自己认为是这样的。直到后来，五年前，我得了癌症。

自从那次诊断以来，我对自己更呵护，意识到自己再也不是坚不可摧的。从某种意义上来说，这也是可怕的疾病给我带来的福音。

今天乳房癌再也不像当年那样致命了。通过早发现，因而增加了生存的机会。然而，体内的癌症给了我有生以来的首次警告，它在我耳中激起回响：赶紧纠正那些不良的生活习惯和行为，就像赶紧治疗一样重要。

子宫内的癌前病变给了我另外一个进一步深入研究的机会。作为女性，我们要了解自己的身体，我们不能把生命和健康的决定权交给医生。那么多次，女性的健康状况被西方医学所误解，更糟糕的是我们所得到的治疗是陈旧过时的，似乎宁愿让我们不断地服用成药，也不愿去寻求最新的医学突破。读者只能在本书中找到一些独树一帜的医生，他们是例外，其他地方我还闻所未闻。

当读者继续深入阅读本书的时候,你们会对静态剂量和韵律循环剂量有一个清晰的理解。当我开始写这本书的时候,我还不懂得韵律循环是一种选择。随着医学的进步,新的信息将不断涌现。

当你全面理解了韵律循环的概念后,你可以选择你认为是最好的,作出你自己认为是正确的决定。为了在全面了解信息的基础上作出选择,你必须了解提供给女性的每样选择的衍生解释。

可提供的选择如下:

- 合成激素是药物而不是激素。
- 自然的年龄增长意味着不采取任何措施并允许人体的逐渐闭合的过程;而加速的衰老就伴随有疾病。
- 营养的增加对抗衰老是极为重要的,但对替代在衰老过程中所失去的激素毫无作用。
- 静态剂量的生物同体激素替代将在本书中详尽解释。
- 韵律循环剂量的生物同体激素替代也将在本书中详尽解释。

我相信有两条通往老年之路,一条是正确的,另一条是错误的。错误的那一条是吃药并且什么事都不干;而正确的那一条就是用生物同体激素来补充人体所失去的激素,同时再伴随着恰当的饮食、一定的补充、长期的锻炼、良好的睡眠及压力的调整的支持。它们能协作共力,延缓衰老。

在和那么多的知识渊博的受传统医学培训的医生谈过话以后,我的观点是放回真正的激素肯定是正确的方法。生物同体激素替代疗法将使你得到幸福、健康、活力四射的生命。不通过自然的本能的疗法来使激素平衡，你将会感到体内极端不舒适，生活质量的降低，以及老年性疾病的潜在。

本书中所采访的医生是内分泌学家、抗衰老内分泌学家、分子生物学家、肿瘤病学家、专门研究男性激素的医生、妇科专家以及专门研究传统医学、东方医学和整体医学的内科医生。这些专家对他们所从事的抗衰老和生物同体激素替代治疗工作非常积极热情。这些医生热爱他们的医疗实践，因为他们日复一日、年复一年地让人们重获健康。让一个人恢复主要的激素健康令他们很有成就感，他们对这项工作乐此不疲。

有了这些知识，你就再也不会听凭那些对真正的生物同体激素替代一无所知而且懒于求知的医生的摆布了。我们，无论是男性还是女性，都必须这样做，这是我们自己的生命。如果我们的医生没有我们那种激情去找出解决衰老进程的办法，那么我们唯一的选择就是自己获得这方面的知识，然后将我们的健康和生命的质量掌控于自己的手中。

在医学院，学生接受的内分泌方面的知识教育有限，只有四小时的教学时间告诉他们如何开激素处方。如果一个医生没有更多的求知欲望，那么他/她的信息主要来自于药物公司本身。很难让一个颇有建树的科学家弄明白为什么医生从药物公司最有可能有倾向性地编写药物广告的每个月扔掉的杂志内获得的信息；毕竟，这是一家企业，你不能对药物公司想要获得利润横加指责。

但是，在我们生命的这个阶段，我们主要的兴趣不在于药物公司是否赢利，而在于自身的健康！是的，我很高兴它们制造了极好的药物，在某种情况下对我们继续生存于这个世界起了关键的作用，没有什么能比西药更能解除疼痛。我不愿意生活在一个没有药物优势的世界里，当你需要它们的时候，它们能创造奇迹。但当提及生物同体激素替代时，请切记：没有任何激素类药物有你自己人体产生的激素那么好，生物同体激素完全是人体所产生的激素的复制品。

最近，一个年轻人对我说："我希望我到了你这个年龄能和你一样。"我回答道："那么你最好从现在做起。"

我们中的大多数人都抓住了健康，后半生才开始抗衰老。对那些更年轻的读者来说就更有希望、更有信心。同时也要记住，体内的健康也会反映到外表上来，因而照顾好自己的身体健康是真正的双赢。

为什么我们会老

更年期是女人一生中最痛苦的生命旅程。当你年至四十或再年轻些，你会注意到自己体重稍有或骤然增加，经期紊乱。潮热，也就是突然有种体热的感觉，是更年期最早出现的症状之一；此外，夜间难以入眠，情绪波动也较大。

我们也可以从镜子里注意到自身荷尔蒙缺失，如皱纹布满面孔，脖子和身体上的皮肤松弛，缺少弹性。随着年龄的增长，细胞的新陈代谢也会导致荷尔蒙分泌失调，从而使得皮肤越来越薄；皮肤的保护以及吸收水分的功能也逐渐下降，从而使得皮肤越加干燥。

无论男士还是女士，都会经历荷尔蒙缺失的过程，体验以上所述症状。这些表现是你的身体在与你进行对话；每一次潮热或盗汗，你的身体都在呼吁你采取措施。好消息是你能够做到这一点，而不像你的母亲或祖母那样默默地忍受痛苦。为了享受高品质的生活、弥补自身荷尔蒙分泌的不足，必须而且仅能由生物同体激素取代。它是取代女性荷尔蒙的最佳选择，因为你的身体认识它并且不会对其有任何抵触。你的身体会欢迎它的到来。

荷尔蒙究竟是什么

根据妇产科学博士加理在其《谢谢，苏珊·索默尔斯》一书中的观点，认为“荷尔蒙是由腺体分泌、经血液循环输送至全身并且能在细胞间输送信息和指示的物质；它是人体内分泌系统分泌的能调节生理平衡的激素的总称。每一种腺激素都是独一无二的，向各个细胞或器官传输信息。这就如同一把开锁的钥匙，这些激素能把身体内的一些主要细胞激活（如雌激素会激活乳房和子宫的主要细胞）。每一种主要细胞会以特定的方式与某种激素起作用，细胞功能的方方面面包括恢复和修补，都是与一种或多种激素有联系的”。

除了额外补充的雌激素（通常是合成激素），传统的医学界认为人衰老时荷尔蒙分泌不足是正常的，因此不需要进行额外的补充。但当一些荷尔蒙如脱氢反雄甾酮（DHEA）、甲状腺、睾丸激素和生长激素严重缺乏以至于导致肾衰、肢体巨大症等疾患时，则需要进行治疗。

许多治疗衰老的医生建议人们补充抗衰老的荷尔蒙。据菲利浦·里·米勒博士所说：“我不关心荷尔蒙缺失是否会影响老年人的正常生活，当我们补充激素达到内分泌平衡从而改善健康和身体机能时，这种做法完全是合理的。这是激素药的特色，帮助我们平衡内分泌而不是治疗疾病。”

如果你想以服激素药抗衰老，了解我们曾经有过的最佳状态是重要的。为了抵抗衰老，你必须尽力恢复最佳水平以达到健康巅峰，这样做是你赋予身体最好的礼物。在接下来的几节中，你将会了解一些重要的抗衰老的荷尔蒙。

荷尔蒙	来源	生理作用
雌激素(包括雌二醇、雌酮、雌三醇)	卵巢、肾上腺、脂肪细胞、胎盘(仅在怀孕期间)	调节女性在月经期、生育期以及绝经期的血气;促进女性生殖器的发育;促进第二性征的发育,如高耸的乳房、丰满的躯体等;保持输卵管、子宫等生殖器官的正常发育以及输卵管节律性收缩的振幅等。
孕酮	卵巢、肾上腺(男性和女性)、睾丸(男性)	调整月经周期;定期排卵;促进骨骼细胞的代谢;给大脑输送能量;保护神经细胞和抗衰老。
脱氢反雄甾酮(DHEA)	肾上腺	促进性激素的分泌;增强性功能;保持皮肤中的胶原蛋白成分使得皮肤细腻光滑;防止心血管类疾病。
甲状腺素	甲状腺	促进所有的新陈代谢活动;调节体温;调节心律;增强脂肪的分解;控制蛋白质、糖和脂肪的代谢;加速胆固醇的溶解;保持毛发、皮肤和指甲的清洁。
皮质醇	肾上腺	保持清醒和谨慎;调节糖的代谢。
肾上腺素	肾上腺	平衡糖的代谢;作为自然的兴奋剂。
胰岛素	胰腺	促进脂肪的合成和储存;促进生长。
人体生长激素	脑垂体	调节慢性炎症;有益于如脑、心脏等器官;增强免疫力;提高有氧运动的能力;保护骨骼;刺激骨关节软骨和骨骺软骨生长;提供能量和持久力;降低血压;改善视力;增强处理压力事件的能力;提高睡眠质量。
褪黑色素	松果腺;少量产生于视网膜和肠道里	提高睡眠质量;抗氧化;激活甲状腺素;改善情绪和消除忧虑感;抑制癌细胞的生长;提高免疫力;放松肌肉和消除紧张感。

请读者们花些时间仔细阅读以下几节，因为了解各激素的功能是非常重要的。这样你才会完全理解在访谈中各位医生的见解。

雌激素

雌激素是什么

雌激素是人体中最有影响力的一种激素，是女性成长发育的关键性物质。因为雌激素的分泌使得女性皮肤柔软、曲线优美、乳房高耸，并且调节女性在月经期、生育期以及绝经期的血气。很多人认为只有女性才分泌雌激素，其实不然，因为男女都会分泌雌激素；但女性分泌的雌激素多、雄激素少，而男性则恰恰相反。

雌激素的药理作用

雌激素不是单一的激素，而是由三种不同但有联系的激素（雌二醇、雌酮、雌三醇）所组成。人体中约有三百个不同的机体组织具有雌激素受体，这也就意味着雌激素能够影响到大范围的组织和器官，包括脑、肝、骨骼和皮肤。子宫、尿道、乳房以及血管也需要雌激素保持水分和弹性。由于缺乏雌激素，许多更年期的妇女出现泌尿、尿频的症状，这可以通过平衡雌激素得以消除。三种雌激素与孕酮一起促进骨骼生长，促进女性生殖器官的发育，并且促进第二性征的发育，如高耸的乳房、丰满的躯体等。

雌激素缺失的症状：

- 不明的体重增加
- 苹果形或梨形身材

- 身体肿大
- 身上发痒
- 出汗和潮热
- 心情忧郁
- 坐立不安
- 经常流泪
- 睡眠不佳
- 注意力分散
- 膀胱感染
- 大小便失禁
- 眼睛水汪汪
- 患过敏症
- 性欲较低
- 心悸
- 易于疲劳
- 骨质疏松
- 性交疼痛

如何检测雌激素

可以采用血液或唾液检测雌激素含量。即使你很年轻,不可能缺失雌激素,我还是建议你每年检测一下自己的雌激素含量,这样可以了解你是否缺失雌激素。

同时，你也能够了解雌激素分泌减少或不平衡时的状态。你了解得越多，你的医生就越能够给你帮助。当雌激素分泌减少时，我的第一感觉是手臂发痒。一般来说，如果你手臂发痒，你不会想到告诉你的医生，但当你内分泌平衡时，像这样的症状对医生是有用的。如果你关注你的身体和感觉并告知你的医生，他将能够帮助你平衡荷尔蒙的分泌，使你的青春再现。

我建议你坚持写三个月的日记，记录下你每天的感觉。如果有列出来的症状，请做上记号，这样你的医生就可以准确地进行判断了。症状是分泌不平衡的外在表现，并不是不可改变的，保持乐观平衡的心态也非常重要。

使用生物同体激素

用生物同体雌激素弥补缺失的雌激素，女性可以重塑其青春时代。拥有正常的饮食和一定的运动量，进行生物同一性激素替代疗法的女士可望愉快地度过更年期。

生物同体雌激素有众多益处。首先并且最重要的是，你的更年期症状会消失。其次，你的性欲又如约而至，并且能够改善你的记忆力和情绪，提高皮肤弹性和易于消除疲劳，减少得心脏病和骨质流失的几率。并且，雌激素能够增强你的免疫力，消除抑郁感。没有任何药物能给你带来这些好处。

生物同体雌激素替代疗法需要严格遵照医嘱，在药房里进行。这些药房只使用纯天然的雌激素。只有你完全与医生配合才能发挥出它们的药效，但记住一点：只有你自己才最了解自己的身体。一些女士需要大剂量的雌激素，我也是如此。在你治疗期间，你需要密切注意自身的症状。如果你的症状没有减轻，需要与你的医生商量一下使用雌激素的剂量。有时一个症状非常不起眼，如“腿发痒”，而恰恰是雌激素缺失的表现了。

安全性与副作用

许多医疗专家（如在本书中记叙的接受采访的医生）相信生物同体激素替代疗法是安全的。若你曾遇到任何副作用，如体重增加、乳房松软或其他，把这些讲给你的医生听听。这些症状通常意味着你的内分泌没有完全平衡，需要调整剂量。一般而言，生物同体激素替代疗法是受到广泛好评的。

女性体内雌激素过多的症状

通常，过多地服用雌激素是一些病症的根源。让医生为你做一次血液或唾液检测，使你的荷尔蒙分泌达到平衡。当你感觉有压力时，你所需要服用的雌激素要多一些。

此外，体内雌激素过多与内分泌失调有着很大的联系，这需要医生为你做一次全面的检查，并且重新调整雌激素的剂量。

体内雌激素过多的症状如下：

- 身体臃肿，气喘吁吁
- 经期流血较多
- 臀部增肥
- 乳腺增生
- 情绪波动

- 焦虑不安
- 心情抑郁
- 常患鹅口疮
- 阴道感染
- 经常流泪
- 没有性欲
- 乳房胀痛
- 注意力分散
- 子宫肌瘤
- 经期前头痛
- 偏头痛

女性体内雄激素过多的症状

女性体内雄激素分泌过多也会苦不堪言。这种分泌不平衡通常是由于过量地食用糖和碳水化合物。首先需要去验血，以测定你体内的雄激素含量，进行生物同体激素替代疗法，这样能达到内分泌平衡。女性体内雄激素过多的症状如下：

- 粉刺
- 血压高
- 脸、手臂上毛发浓密
- 声音沙哑
- 多囊卵巢综合征

- 血糖不稳定
- 痛经
- 不育
- 卵巢囊肿

孕 酮

孕酮是什么?

孕酮和雌激素是卵巢内分泌的两种主要荷尔蒙。孕酮主要分泌于女性经期的后半周,其作用在于怀孕期间保存胎儿。男性睾丸中也分泌少量的孕酮。男性和女性的肾上腺也会分泌少量的孕酮。

孕酮的药理作用

当女性达到三四十岁时,体内荷尔蒙分泌不平衡是常见的。体内雌激素分泌过多导致出现诸多症状,如PMS、盗汗、心情郁闷。在这种情况下,服用少量的生物同体孕酮能使体内荷尔蒙达到平衡并且消除这些症状。

缺失孕酮的症状如下:

- 乳房胀痛
- 焦虑不安
- 不育
- 腹痛
- 富有攻击性

- 月经前不快
- 经期流血多
- 盗汗
- 易流产
- 经常流泪
- 睡眠不佳
- 经期头痛
- 骨质疏松
- 体重增加
- 肢体肿大
- 体内水分过多

如何检测孕酮?

可通过检测唾液或血液来判定体内的孕酮含量。如果你的经期正常,最佳的检测时间是一个月的 12 号和 21 号。如果你所服用的剂量稳定,检测则需要从 18 号至 21 号。如果你感觉到服用稳定的剂量不能达到内分泌平衡,请阅读有关生活的韵律循环部分的内容,并且尝试一下。

使用生物同体激素

生物同体孕酮治疗能够防止乳腺癌,有益于骨骼、大脑以及改善情绪,还能够有效地抑制乳腺癌细胞的扩散。海琳 · 莱昂耐迪,宾夕法尼亚伯利恒产科诊所的一名医生,其所进行的多次试验表明生物同体孕酮能治疗或减少良性乳腺癌的几率。

生物同体孕酮治疗的其他益处：

- 性欲恢复
- 乳腺增生
- 天然的利尿剂
- 防患子宫内膜癌
- 天然的抗抑郁药
- 促进甲状腺发挥作用
- 平衡血糖
- 提高体力和耐力

请记住一点，如果你去保健品店购买孕酮的话，其实你是买不到的，因为你所买的野生山药膏并不是孕酮。的确，它含有促进人体新陈代谢的孕酮，但它并不是荷尔蒙或能够使人体产生荷尔蒙的物质。简单而言，你不能靠野生山药膏弥补体内缺乏的孕酮。真正意义上的生物同体孕酮治疗只能由药房医生给你配备药物。

切勿把天然的生物同体孕酮与甲孕酮混淆，同时也应分清天然孕酮与妊娠素。因为后两者与孕酮非常相似但副作用很强。而处方药妊娠素中所含的孕酮分子可以被提取出来合成孕酮。

据戴维德·G.威廉斯的观点，妊娠素会导致月经不调或闭经、分泌闭止、恶心、心情抑郁、发高烧、过敏反应、体重不稳定以及男性特征增强。

另外一点，只要你与一位称职的医生紧密合作，生物同体孕酮能消除更年期的症状，缓解骨质疏松，改善情绪以及恢复性欲。

在治疗过程中，雌激素与孕酮的调配比例是关键。也就是说，这两种荷尔蒙共同起作用，并达到内分泌平衡。若内分泌失衡的话，情绪波动较大，体重增加，并且伴有其他症状。甚至子宫切除的女性也需要每月进行为期十天的生物同体孕酮治疗以达到平衡。这一点一直有争议，众多医生建议这些女性长期补充雌激素（每天补充），并不补充任何的孕酮，因为他们认为子宫切除之后孕酮就不需要了。接下来我所介绍的是你需要真正了解的：如果你不排卵，你的大脑知道你不能生育，因此内在机制就停止工作了，从而产生各种各样的生理问题。虽然你做了子宫切除手术，但你必须相信自己仍然是正常健康的。这就是为什么我们坚持生物同体孕酮治疗的原因。记住我写这本书的目的就是为了帮助你了解这个领域，把你的需要告诉医生。在接近更年期时，天然的孕酮能够很好地帮助你平衡体内过量的雌激素。

安全性及副作用

生物同体孕酮治疗几乎没有副作用，因为它不会增加癌症几率，导致月经不调、恶心和心情抑郁。

然而，女性朋友们需要意识到当你只服用雌激素后的严重后果，如恶心、厌食、呕吐、头痛、身体浮肿。对于一些本身就有疾病的女性而言，仅补充雌激素只会加剧高血压、糖尿病、偏头痛和癫痫症。

脱氢反雄甾酮(DHEA)

脱氢反雄甾酮是什么？

脱氢反雄甾酮（DHEA）是人体内最丰富的荷尔蒙，并且能够转化成其他激素，如雌激素、雄激素等。

脱氢反雄甾酮的药理作用

脱氢反雄甾酮(DHEA)具有抗衰老的功效,并且有益于大脑、免疫系统、肌肉以及其他器官组织;此外,DHEA能保持皮肤中的胶原蛋白成分,并使得皮肤细腻光滑。法国科学家们曾经研究过DHEA替补治疗的功效,以约300位年龄在60~80岁的男性和女性为研究对象,实验时间长达一年。该著名研究的结果之一是补充DHEA能够极大地改善肤色,锁住皮肤水分。

30岁后人体分泌的DHEA开始减少,到60岁后几乎停滞。DHEA在我们体内分泌的过程与我们的健康、活力是紧密联系的,并且,压力会加速DHEA分泌量的减少。

如何检测DHEA

同样地,检测体内DHEA的含量可以通过唾液检测或血检。女性DHEA的最佳含量是在150~350,而男性的DHEA则达到250~450。

补充DHEA

DHEA这种激素药物在药店就有出售,但在你服用前,请检测你体内的DHEA激素含量并且征求医生的建议。

安全及副作用

女性服用过量的DHEA激素会导致一些副作用(并不非常严重),如排汗增多、易得粉刺、毛发浓密。只要剂量低于每天50毫克,就不会有这些副作用;但若这些症状的确出现了,只要减少剂量就行了。

在医生的监督下,DHEA替补治疗是安全的,并且对大多数人具有抗衰老的功效。然而,癌症患者在进行此类治疗时是需要注意的,这就是为什么需要在合格医生的监督下进行治疗的原因所在。

甲状腺

甲状腺是什么?

甲状腺,一种蝶状腺,位于喉结下面。甲状腺分泌出含有碘的荷尔蒙、三碘甲状腺素T3和甲状腺素T4,具有调节体温、心律和新陈代谢的功效。甲状腺素对体重有着很大的影响,因为它们能够决定你体内的脂肪燃烧还是储存起来。总体而言,甲状腺的功能是非常复杂的,几乎对人体的各个器官都有着影响。如果你的甲状腺功能丧失,你会感到很不舒服。

甲状腺的生理功效

甲状腺素分泌由脑垂体和丘脑下部所决定,这两个组织一直监督着血液循环中的甲状腺素含量。当甲状腺素不足时,脑垂体分泌一种刺激分泌甲状腺素的荷尔蒙(TSH);随着血液中甲状腺素的增加,TSH的分泌量得到抑制,甲状腺素的分泌量也随之减少。脑垂体与甲状腺的互动作用平衡体内的甲状腺素。

在体内,甲状腺素T4会转化成三碘甲状腺素T3的活性形式。随着年龄的增长,甲状腺素T4的分泌量逐渐减少,并且甲状腺素T4转化为三碘甲状腺素T3的量大大减少,从而导致细胞活力不强。

甲状腺素T4没有转化为三碘甲状腺素T3会导致甲状腺机能不足,这是甲状腺中最常见的疾病,尤其出现在不惑之年。如果甲状腺疾病得不到治疗,将会导致体内胆固醇含量增加、心脏病、不孕不育、身体疲劳、肌肉松弛、神智不清、心情抑郁、体重增加以及患癌症几率增加。内分泌学家估计,在年龄超过60岁的老年人当中,约有五分之一的女性和十分之一的男性患有甲状腺机能不足。

菲利普·里·米勒医生曾说:"一些研究表明,有40%服用甲状腺药物的病人体内TSH(刺激分泌甲状腺素的荷尔蒙)含量偏高,这同时也是甲状腺机能不足的表现。这是令人不可思议的。"因为体内TSH含量正常也会提高心脏病的几率,米勒医生建议为病人进行TSH检测和甲状腺功能的其他检测,与抗衰老的医生紧密合作,使体内甲状腺素含量达到平衡。

一些导致甲状腺机能不足的因素:

缺硒,硒是使甲状腺素T4转化为三碘甲状腺素T3的必备物质。(不完全转化会导致体内T3的还原,这是一种惰性荷尔蒙。)

体内雌激素分泌过多导致压力过大、男士遗精,并且抑制甲状腺功能。

水银(一种有毒金属)会影响甲状腺。

压力会导致肾衰竭,影响甲状腺的正常功能。

当甲状腺不能分泌出足量的"产生能量的"甲状腺荷尔蒙时,就会出现甲状腺机能不足,其中体重增加就是一种典型表现。在这种情况下,甲状腺为了分泌更多的甲状腺荷尔蒙,刺激甲状腺的荷尔蒙含量会有所增加。

甲状腺机能不足的其他表现:

- 慢性便秘
- 感到疲劳
- 身上明显感到凉

- 头发稀疏，指甲易裂
- 经期长，流血多
- 皮肤干燥，呈鳞状
- 易擦伤
- 心情抑郁
- 神智不清
- 睡眠不佳
- 性欲低下
- 对光敏感
- 易感染
- 头痛或偏头痛

如何检测

甲状腺功能检测能判定你的甲状腺功能是否正常。多数医生认为，TSH的正常范围为0.2~5.5。然而，治疗抗衰老的医生却认为TSH的正常范围在1.0~2.0之间；高于此，会过早衰老并且患心脏病的几率增加。米勒医生在其《延年新术》一书中介绍："如果你的甲状腺水平维持在4.0之上（仍然在正常范围内），你得心脏病的几率会有所增加。"

在治疗过程中，你也许会向医生有所抱怨——这正是你的甲状腺机能过强或不足的外在表现，而你的血脂正常。因此，你的医生也许不会对你的甲状腺进行治疗，因为从表面看上去一切正常。而你需要了解这一点。当你与一抗衰老的医生交谈时，请带上你的体内荷尔蒙测量水平,这样你也可以自己做出判断了。当你体内的甲状腺不能正常工作时,你不会享受到生物同体激素替补治疗的好处。

如果你怀疑患有甲状腺机能不足,血检不应该仅仅是 TSH 检测。而在医学界,把血检等同于 TSH 检测的方法已经淘汰,然而,不是所有的医生都了解这一点。为了更好地了解甲状腺素的功能,你需要与了解甲状腺功能的内科医生进行配合治疗,要求医生为你做一次全面的甲状腺功能检查,包括 TSH 检测、甲状腺素 T4 自由体检测、三碘甲状腺素 T3 自由体检测、T3 还原检测以及甲状腺抗体检测。

带有家族遗传的肥胖女性也许在其血液中所含有 T3 的含量过低,提高体内 T3 的含量也许会促进新陈代谢。同时,患有甲状腺疾病的女性通常也患有抑郁症,这是因为三碘甲状腺素 T3 其实是一种神经传导物质,调节血清素(感觉良好的荷尔蒙)、副肾髓质以外组织所分泌出的荷尔蒙以及伽马氨基丁酸(GABA)的分泌,其中后两种具备消除疲劳的功效。

治疗甲状腺疾病时,检测肾上腺功能也是非常重要的。治疗甲状腺机能不足的同时没有照顾到肾上腺会导致肾衰竭。与此同时,如果你的肾上腺功能不全,即使你的甲状腺激素分泌平衡,也会导致甲状腺机能不足。因此,检查、治疗肾衰竭与甲状腺治疗需要同时进行,这样才能使你恢复青春,平衡心绪,改善精力。

使用天然的甲状腺素

有一种天然的甲状腺素能够治疗甲状腺机能不全。许多治疗衰老的医生更偏好 Armour 甲状腺素——一种从猪的甲状腺中提取出来的天然甲状腺激素。

通过生物同体的甲状腺素替补治疗,甲状腺机能不足可以得到很好的治疗。但仍需记住一点：体内的各种荷尔蒙含量固然重要，但它们之间的相互平衡以及合理的生活方式才能为你打造健康的生活，延缓衰老。

安全以及副作用

如果你患有心血管疾病，进行生物同一性的甲状腺素替补治疗应该谨慎些。因为天然的甲状腺素会加剧糖尿病，需要与你的医生保持密切联系，随时向他报告任何不寻常的副作用。

皮质醇

皮质醇是什么？

皮质醇是人体在压力下由肾上腺分泌的一种荷尔蒙，是人体中主要的荷尔蒙之一。

皮质醇的生理功效

皮质醇能赋予我们能量，但更多的是在有压力的情况下赋予我们能量。比如，你的孩子被压在车下，你会使尽全力推开车子；如果你遇到持刀的陌生人，会拔腿就跑。这些都是体内分泌出皮质醇的本能反应。我们每个人都不能长时间地脱离皮质醇生存下去，因为它对我们人体非常重要。

但问题是在你遇到有压力的情况下，如一天工作糟糕、家里有人过世等等，你的体内会分泌出皮质醇，这将会导致你的血压升高，体能耗尽，于你没有好处。有压力的生活会逐渐耗尽体内的皮质醇，因为即使不在生死攸关的时刻，你的身体也在消耗皮质醇。我们所生活的世界是如此地充满压力，以至于大多数人体内一直伴有高含量的皮质醇，这可能会导致中风，患上心脏病或糖尿病，甚至危及生命。压力，无论从情感上还是身体上，都会损害人的机体功能。因此，适当地排除压力，体内存储一定量的皮质醇，是非常重要的。

并且，体内皮质醇的分泌与发胖也有关系。正如我之前所介绍的，压力产生体内高含量的皮质醇，继而产生胰岛素抗体（体细胞抵制胰岛素的功效）。当你对胰岛素产生抗体时，体内的糖和碳水化合物就会转化成脂肪，而不是燃烧。

由于压力，你体内的皮质醇含量会逐渐升高，这会导致高血糖和高含量胰岛素两者之间交替的恶性循环。这可以解释为什么一段时间过后你的身体失去对这种循环的敏感度。这种渐变，从高含量的皮质醇到高血糖再到胰岛素抗体，是压力导致心脏病、肥胖症、糖尿病甚至死亡的主要原因之一。

同时，体内皮质醇含量的逐渐升高将最终破坏你的免疫系统，从而导致抵抗病毒的能力下降。一般说来，压力人群最易得感冒、流感。体内皮质醇含量较高的癌症患者抵抗能力大大下降，从而导致癌细胞扩散。

压力与体内荷尔蒙的分泌环环相扣，过大的压力也会导致脑细胞的损坏。它也会破坏我们的认知功能，也就是你的记忆力、反应能力、解决问题的能力以及学习能力。总体而言，高含量的皮质醇会老化大脑。

如何检测

可以请任何一位保健医生检测你的唾液，判定你体内皮质醇的含量。

治疗方法

治疗高皮质醇的最佳方法是减压和处理压力。通常，保持体内荷尔蒙分泌平衡也是非常重要的。

肾上腺素与肾上腺

肾上腺素是什么?

肾上腺位于体内两个肾的上端,呈三角形。我趋向于把体内各种荷尔蒙的协和比作一场音乐会,而肾上腺就是指挥家,给所有其他荷尔蒙下指令。肾上腺分泌出压力荷尔蒙,包括皮质醇和肾上腺素。这两种激素的分泌会加快心律,提高血压,增强处理压力的其他生理功能。

肾上腺素的生理功效

肾上腺素是人体的发动机,产生能量。如果我们生活和谐,我们需要能量时体内就会分泌出一定量的肾上腺素,之后又恢复至平稳状态。但当我们渴望体内分泌的肾上腺素越来越多的时候,问题也就出现了,我把这类人描述为“肾上腺素上瘾者”,因为这类人一直处于渴望、亢奋状态。每天的每分钟他们都是忙忙碌碌,生活中充满了活动、责任和开列出的长长的清单,有堆积如山的干不完的事情。俗话说:“如果你想要完成一件事情,就去咨询你认识的最忙碌的人。”这句话颇有些道理,因为忙碌的人不断消耗其肾上腺素,好像他们有无穷的能量一般。这就如同咖啡或毒品,体内过量的肾上腺素对人体也是有害的。

治疗肾衰竭

唾液检测可以判定体内皮质醇的含量以及你的肾上腺是否衰竭。肾衰竭的一些症状包括疲乏、心悸、交叉感染、头痛和低血糖。

对于肾衰竭我了解一些。因为30年来我一直处于体内肾上腺素含量高的状态,我喜欢这种状态,伴随着我成为一名妻子、母亲以及祖母。

除此,我还工作、旅游、交朋友、做讲座、写作以及表演,我还能为朋友和家人奉上一顿美味佳肴。看着我忙忙碌碌,我丈夫总是叫我放慢脚步,但我的身体总是让我停不下来。若我有些业余时间,放松是件难事,因为我会打扫屋子、整理桌子以及回复邮件。

我曾经发誓不再使自己忙忙碌碌。尽管这是个很大的调整,但我得改变我的生活。我更改了日常安排,腾出时间睡觉,一周做 3 ~ 4 次瑜伽,意识到放松与工作其实是同等重要的。过去我习惯于写作到深夜,现在我不再熬夜了,每天尽可能地在九点钟上床,十点钟入眠。这的确要花些时间来适应,并且我调整了社交安排,以确保一周不连续晚上外出两次,一周晚上外出不超过两次。如果没有做到,我的身体会感到不舒服,因为肾衰竭会导致体内皮质醇含量逐渐升高,并最终导致心脏病或中风。

在我第三次经历肾衰竭之后,我的医生曾经把其危害性讲给我听。为了健康而改变你的生活习惯是不容易的。看看你身旁快乐生活的人,如果你也想这样,立刻改变你的生活习惯吧。

如果你的肾衰竭跟我一样严重的话,你会感到浑身无力,无法入眠,从而更加导致肾上腺衰竭。为什么呢?因为肾衰竭使你处于疲惫状态,无法入眠,而缺少休息将会加重病情。当你筋疲力尽时,你会怎么做呢?你会喝咖啡来提神。然后,当你连续数日、数周甚至数月都无法正常睡眠时,患上抑郁症是必然的。接下来你该怎么办呢?你去医生那儿开抗抑郁的药。

那么,你现在就有麻烦了。因为抗抑郁药开始会使你感觉不错,但一段时间后你会无精打采。接下来你开始发胖。那你又期望什么?抗抑郁药使你的世界中的一切都放慢节奏，包括你的新陈代谢。而没有新陈代谢也就意味着增肥。

但你已经身陷其中。一旦你的身体习惯于抗抑郁药是很难摆脱的，这样就成瘾了。由于开始时抗抑郁药引起脑部产生大量的血清素使你感到平静快乐，因而你就越来越离不开抗抑郁药了。但矛盾就在于它能使你分泌出大量血清素的药物，同时会使你消耗大量的血清素。因此，你开始渴望你体内的血清素增加，甚至是暂时的。许多人在喝咖啡时加精糖、饮酒时加入碳水化合物以提高口感，其实这种做法是使这些物质提高体内血清素的含量。这样，他们就离不开抗抑郁剂了。抑郁是一种很不理想的生存状态，它会使得我们虚弱，破坏身体内部机能。当抑郁这种情绪不请自来时，我们任何人都能去克服它。

导致肾衰的因素

肾上腺素能促进人体的新陈代谢。不幸的是，估计85%的美国人患有肾衰竭。

以下是一些会导致肾衰竭的因素：

- 过度疲劳
- 贫血
- 失眠
- 高含量的脱氢反雄甾酮（DHEA）
- 高含量的孕酮
- 高含量的睾丸素

- 高含量的甲状腺素
- 蛋白质摄入过量
- 低血糖
- 雌性激素不足
- 发炎
- 感染
- 饮食不均衡
- 服用避孕药
- 身体疼痛
- 服用咖啡因、尼古丁、大麻、人参、麻黄、右旋苯异丙胺、可卡因和纯白糖

因此，你会注意到，不仅仅美国人才会患有肾衰竭，我们多数人都渴望内分泌平衡，渴望感觉良好，无论后果如何。这不仅仅是意志力或智力的问题，最好是决心改掉一些不良的生活习惯，保证饮食均衡、睡眠充足、调节压力以及调整自己的社交安排，当然还包括平衡内分泌。记住：体内所有的荷尔蒙是相互作用的，一损俱损。

治疗肾衰竭

我们中无人能让时光倒流，所能做的是尽力调整自己的生活习惯，如饮食有规律、食用不含有糖类和添加剂的新鲜食品。这些调整不仅仅给我们带来健康，而且对我们的家人也会产生积极的影响。

胰岛素

胰岛素是什么?

胰岛素是体内主要的荷尔蒙,有诸多功能,其中之一是决定脂肪贮存还是燃烧(这就是为什么胰岛素又名为“存储脂肪激素”)。在我的饮食计划中,我建议读者必须少吃糖类或能转化为糖类的物质来减肥,因为这些食物促进胰岛素的分泌,其中包括白面、大米、高淀粉类蔬菜、精白糖以及任何含有糖类的食物。通过了解并且避免食用这些食物,我们能有效地控制体内胰岛素的含量,从而达到减肥的目的。

胰岛素的生理功效

当我们食用糖类或碳水化合物时,体内的血糖会升高。如果新陈代谢正常,我们的胰腺首先分泌出胰岛素,通过血液与糖类物质一起输送到肝脏,在此糖类会转化成脂肪或燃烧。这就是症结所在:若你对胰岛素有抵抗,那你的细胞不会吸收过多的糖类物质,这也会导致胰腺开始过多地分泌胰岛素。如果血糖和脂肪不在体内燃烧,它们将会被贮存起来。因此,如果我们在咀嚼时不需要能量,甚至像糖类和白面这样不含有脂肪的碳水化合物也会转化成脂肪。了解了这一点,你若一次摄入碳水化合物过多,血糖升高也会导致体重增加。

如果体内胰岛素含量长期过高,你首先会注意到腰部发胖,如男性的“啤酒肚”,女性的腰部、大腿明显变粗。其实你的体形变化就是你体内胰岛素分泌的测量表,腰围变粗,则你体内胰岛素的分泌量有所增加。

随着年纪的增长,人体自然产生胰岛素抗体,新陈代谢缓慢下来,因此所需要的碳水化合物量也随之降低。但是,当体内胰岛素含量过高时,人体的内分泌就失调了。内分泌紊乱不仅会导致体重增加,而且还会提高体内胆固醇的含量和患病的几率。胰岛素水平过高导致动脉血小板凝聚,产生生长因子和肿瘤恶化。并且研究发现,体内胰岛素分泌过多会导致乳腺癌、结肠癌和前列腺癌的恶化。任何导致慢性胰岛素高水平的习惯,如营养不良和不佳的生活习惯等等,都会提高癌症的发病率。

体内高水平的胰岛素也会导致肾脏部位盐成分升高,随之所需要的水分也有增加,血压升高。胰岛素也会过多地刺激神经系统,提高血压。随着血压升高,每次心脏收缩时的血流量增加,动脉壁变厚,从而对健康不利。

女性朋友也需要了解雌激素与高水平的胰岛素是有联系的。当体内雌激素处于低水平时,人体渴望碳水化合物的摄入,这就是女性来月经前喜欢吃巧克力的原因。体内雌激素水平过低,会使女性摄入碳水化合物的渴望非常强烈,这是因为雌激素是血清素产生的必备荷尔蒙。当女性食用糖类、巧克力以及其他碳水化合物时,体内的胰岛素水平会升高,从而形成良性循环。

但如果你一直维持高水平胰岛素的饮食习惯和生活方式,你的免疫系统和内分泌会衰老得很快,这是因为长期高水平的胰岛素会加剧新陈代谢。减低胰岛素水平的最佳方式是保持内分泌平衡、饮食均衡和常做运动。请记住一点:长寿的秘诀是尽可能地延缓胰岛素抗性。

以下是一些导致胰岛素高水平的生活习惯和因素:

- 低脂肪的饮食
- 过多的碳水化合物

- 加工食品，如糖精、甜味剂、冰淇淋等
- 软饮料
- 饮酒过度
- 吸烟
- 娱乐刺激
- 压力
- 缺乏锻炼
- 服用处方药
- 摄入类固醇
- 服用减肥药丸

生长激素

生长激素是什么?

生长激素(HGH)是由脑垂体分泌的蛋白质荷尔蒙，主要负责体内细胞、骨骼、器官以及肌肉的生长，有益于大脑、心血管、免疫系统、有氧能力。生长激素在我们入眠后尤其在午夜进入到血液中，流向肝脏，在那儿转化为胰岛素生长1号(IGH－1)，这种信息分子流经身体各个部位，促进细胞的生长。

生长激素的生理功效

通过输送氨基酸到细胞，生长激素促进人体生长，增进骨骼和器官的发育，其中包括心脏和皮肤。

由于这种荷尔蒙主要负责人体细胞的生长和再生，因此，低水平的生长激素会导致衰老。生长激素的正常供应一直维持到20岁。从此每十年，我们体内约失去20%的生长激素。因此，当你年至60或70岁时，你体内所含有的生长激素只有你年轻时的15%～20%。

缺乏生长激素的表现：

- 皮肤薄并下垂，起皱纹
- 骨质疏松
- 肌肉松弛
- 脂肪组织堆积
- 心脏功能下降
- 免疫力降低
- 头发稀疏
- 性欲下降
- 精力不支
- 心情抑郁
- 感觉疲劳

1990年7月5日，《新英格兰医学杂志》发表了一篇有关生长激素临床研究的文章，认为生长激素是年轻的源泉。在此项研究中，有12名男性年龄差距在61～81岁，在接受长达半年的治疗——注射综合生长激素后，原先松弛的肌肉变得紧致强壮，多余的脂肪也消失了，身材修长而匀称。并且，无脂肪体重平均增加了8.8%，脂肪平均减少了14.4%，皮肤紧致度增加了7.1%，腰椎的骨质密度增加了1.6%，肝和脾脏的体积各增长了19%和17%。实验结束后，此项研究的受试者显得年轻10～20岁。

朱利安·惠泰克（Julian Whitaker），医学博士，美国加利福尼亚惠泰克（Whitaker）健康协会的主任，一直给缺乏生长激素的病人开HGH（人体所需的生长激素）。他认为生长激素（HGH）在治疗慢性疾病如肌肉萎缩、中风、慢性心脏病以及艾滋病等方面疗效显著，并且在治疗烧伤以及手术后的恢复上也有益。

对于我个人而言，我完全相信并且享受每天注射生长激素（HGH）的功效。我的体检表明体内缺乏生长激素；在接下来接受注射HGH的几周中，我身上多余的脂肪完全消失了，皮肤有弹性并且皱纹减少了。我的体力和精力似乎又回到了年轻的状态。在保证充足的睡眠、正常的饮食以及体育运动（并不激烈）的情况下，我感觉内分泌达到平衡状态，并且其他体检都正常。这些都是令我非常高兴的结果。

补充生长激素（HGH）

抗衰老研究领域把生长激素奉为抗衰老的最终良方，但只有在体内缺乏生长激素的情况下才可以服用。至今，传统的医学部门坚持认为生长激素治疗是未得到认可并且存在危险的，但美国食品与药物管理局已经欣然赞同生长激素的治疗效果，并且认为它是治疗成年人由于脑垂体衰竭而导致的生长激素缺乏的良方。

作为曾经与癌症较量过的生还者，我一直关注着生长激素（HGH）的治疗。但让我感到诧异的是，既然人体好多疾病是在成长过程中体现出来的，那我们为什么还要补充生长激素呢？结果是我了解得越多，我对生长激素（HGH）就越感兴趣。正如菲力普·李·米勒医生（Dr.

Philip Lee Miller)所说:“与其他激素治疗相比较,生物同体生长激素替补治疗对于抗衰老的效果也许是最明显的。”

事实上,年龄在40岁以上的人都会经历体内生长激素不足,而且越早治疗,功效越大,所服用的HGH剂量小,并且模仿人体分泌的生长激素。尽管对注射生长激素HGH仍然有异议,但米勒医生坚持认为补充生长激素HGH是全面抗衰老的良方。他解释道:“对于我个人而言,我相信生长激素的抗衰老效果长期有益于身体健康,并且益处多于可能的不足。此外,我坚信只要生长激素HGH使用恰当,风险就可以降到最低。我不仅向我的病人推荐这种治疗,而且我个人也在注射生长激素HGH来延缓衰老。”

安全性及副作用

我相信你会质疑生长激素的安全性。以我个人为例,我首先通过验血来确认体内是否缺乏生长激素;通常,由于衰老的自然进程,人体都会缺乏生长激素。

曾经有人报导过补充HGH的一些副作用,包括腕管综合征、关节炎、身体浮肿以及癌前细胞生长等问题。甚至一些男士由于生长激素补充重新唤醒了他们体内的激素活动,长出了小乳房,长期高剂量的服用生长激素HGH(超过人体生理所需)会导致手足骨骼的增大,尤其是处于发育阶段的年轻人。近来研究已经表明,当病人停止服用生长激素HGH或减少剂量后,大多数副作用会有所减轻甚至消失。

然而,为了达到抗衰老的目的,服用的生长激素是模仿人体所分泌的量来确定的,剂量小并且定期服用。医生已经发现这样能够减少过量服用生长激素的风险。

一般 30 岁以下的身体健康的人士不需要注射生长激素，但需要有规律有营养的饮食、一定的运动量来确保最大量地分泌生长激素。

褪黑色素（脑白金）

褪黑色素是什么？

我是从朋友那儿首次了解褪黑色素的，因为他们经常坐飞机来往于欧洲各国，通过服用褪黑色素来抵抗时差反应，保证睡眠充足正常。其实，褪黑色素是一种促进睡眠的非处方药，药效神奇并且没有安眠药的副作用。过去我一直认为解决时差反应喝一杯葡萄酒睡觉就行了，现在想想是多么的落伍！

褪黑色素主要是促进睡眠的，由大脑的松果腺分泌而来（少量产生于视网膜和肠道里）。松果腺的主要功能是帮助协调身体一天的运转机制，如睡眠清醒周期等。研究专家认为松果腺在调控体内其他荷尔蒙分泌以及提高免疫力方面起着重要作用，这主要是通过它分泌的褪黑色素而起作用的。如果松果腺分泌的褪黑色素过少而导致身体其他系统不能正常运转，我们则会渐渐衰老；如果在体内褪黑色素开始减少时我们能及时进行补充的话，我们就能继续维持年轻状态。除此而外，如果体内褪黑色素分泌稳定，我们就能继续进行高质量的性生活，提高免疫力，抵抗疾病。虽然日子一天天过去，但我们的身体却越加年轻了。

褪黑色素是从色氨基酸中合成而来的，继而转化为大脑中的血清素，最后血清素转化为褪黑色素。因此，我们可以看到体内各种荷尔蒙是相互作用的。如果体内含有足量的褪黑色素，你的睡眠质量会很高。夜幕降临时，褪黑色素也会促进我们的睡眠，并在清晨把我们唤醒。

褪黑色素的生理功效

了解褪黑色素在体内自然分泌是重要的。通常，衰老、工作、旅游和压力都会影响我们的睡眠，并且很容易对褪黑色素的分泌产生反作用。然而，如果你确保九点钟上床睡觉，并且进行生物同一性激素替补治疗的话，你体内的褪黑色素分泌就能达到平衡状态。褪黑色素的分泌也会影响泌乳刺激素的分泌。通常，在晚上褪黑色素在分泌三小时后，接下来的六个小时就分泌泌乳刺激素以增强免疫力。如果你不在九点钟上床睡觉的话，那你体内只能分泌一个半小时的泌乳刺激素，这通常会抑制你的免疫系统。

体内褪黑色素的分泌变化产生一系列的反应，如在青春期、月经以及睡眠方面。它也会影响体内抗体的分泌，因此你可以看出体内褪黑色素分泌平衡对我们的生活是多么的重要。

由于其不可思议的功效，褪黑色素被誉为神奇之药。事实上，由于它的抗氧化作用，褪黑色素能够使我们的寿命延长四分之一。它是唯一能够渗透每个细胞的抗氧化剂，是最有效的天然合成激素。一些检测已经表明，褪黑色素的抗氧化作用比谷胱甘肽强五倍，并且至少比维生素E强两倍。

1995年，一位意大利研究专家的研究表明褪黑色素能够提高压力人群的免疫力，不仅如此，它还能够预防癌症，提高性机能，帮助降低血脂胆固醇，预防心脏疾病，抵抗艾滋病、老年痴呆症、帕金森氏病、哮喘、糖尿病以及白内障。褪黑色素不仅能够延缓衰老，而且会使你精神百倍地享受生活。作家威利(T. S. Wiley)曾经说：“如果体内褪黑色素过少，老化的过程将会加快。”

补充褪黑色素

补充褪黑色素的理由是众多的。当年龄达到45岁左右时,体内分泌的褪黑色素会骤然减少,补充应该由此时开始,不要提前。

为了知道补充多少褪黑色素,你需要进行唾液检测。体内所含有的褪黑色素量在0.5毫克至12毫克之间是理想的。开始最好进行小剂量0.5~2毫克的补充。如果你感觉效果不佳,可再增大剂量。尽管褪黑色素在我们体内发挥着重要的作用,但即使在年轻的时候,其在体内的含量也微乎其微。需要注意的是,大剂量服用褪黑色素是于事无补的。你可以在当地的保健食品店购买,或者找医生给你开药。

由于人体只有在晚上分泌褪黑色素,因此最好在晚上进行补充。如果白天也服用的话,你的大脑会感到迷惑。褪黑色素不仅调节睡眠,而且控制其他荷尔蒙的分泌以及什么时候分泌。此外,服用褪黑色素一般会使人昏昏欲睡,因此你得在睡觉前服用。

安全性及副作用

由于褪黑色素是在人体中自然合成的,而不是一种药物,因此没有任何有害的副作用和长期的危险。尽管如此,患有自身免疫疾病、白血病和淋巴瘤的人士在服用褪黑色素前应咨询专业医生,怀孕者和哺乳期的女士不应服用。另外,正在接受生物同一性激素替补治疗的女性可以放心地服用褪黑色素。

难熬的生理过渡期

我们女性一生经历很多。由于年龄变大和环境的影响，我们体内荷尔蒙的分泌也出现变化，因此身体不断经历着变化和生理过渡。我们生活的环境存在着污染，食物里含有人体从不愿意吸收的防腐剂等化学物质。当生活中出现众多不顺心的事情时，我们所承受的压力会很大，这也就难怪在自然的生理过渡（从经前综合症到围绝经期再到更年期甚至以后）时我们会遇到各种各样的问题。

曾经有人说，与伊丽莎白时代生活的人相比较，我们一天所承受的压力比他们一生都要多。想想这是为什么，我想是因为我们女性的生理过渡变得越加困难。其实，生理过渡是走向衰老必然经历的过程，每一阶段都与内分泌有联系。如果你想在生理上顺利自然过渡，你首先要做的就是平衡内分泌。这也是我接下来所要讲的内容。

经前综合症

经前综合症（PMS）的确是存在的，在字典中所给出的定义是："月经来之前出现忧郁、情绪不稳、腹痛、乳房胀痛、颤抖等生理上和行为上的症状，有些女性更持续到月经后几天。”字典中的确切定义证明了经前综合症（PMS）的确是存在的。

如果你患有经前综合症，你可以做两件事情。首先是找一位了解生物同体激素替补治疗的医生进行血检，以确定内分泌是否失调。

经前综合症严重的话，会破坏家庭关系和婚姻。除了女性，没有人会了解这一点。因此，你需要做的第二件事是学会自己把握和调节。你必须了解你的情绪变化与体内荷尔蒙分泌是紧密联系的，月经前一段时间通常是最痛苦的。月经前你会狂躁不安，但两天后，当内分泌平衡，你会为发怒时的所言所行感到后悔。

现在，我仍然记得自己接近 30 岁时严重的经前综合症，如摔花瓶、想跳车、尖叫等等。每每想起时，我都确信当时自己是内分泌失调的。我仍然记得自己当时在服用避孕药，因此我怀疑自己的烦躁不安是否与服用避孕药有联系。

那时，我业务繁忙，压力相当大，行程紧张，一直没有养成有规律的饮食习惯，并且饮酒过度，食糖过多。由于在外应酬多，睡眠不足，当时我还沾沾自喜地认为自己每天只需少量的睡眠就可以恢复体力。现在想起来，自己对自己的身体缺乏了解，并且不关注、不会照顾自己的身体。在那几年里，我折磨着自己的身心，以至于经前感到狂躁不安。然而，我又是幸运的，因为我的丈夫尽力去了解我的生理问题，帮助我渡过难关。但事实是，当时我自己并不了解这些，因此我会失去一些。

是的，经前综合症的确是存在的，但你需要了解一点，即你的生活方式和饮食习惯会影响它。不佳的睡眠习惯、较差的饮食以及食用含有防腐剂的食品都会对你的生活质量有负面作用。请一位医生检测你体内的分泌是否平衡，并且请一位疗养专家揭开你生活烦恼的症结。由于我在生活中的一些烦恼，我进行了治疗；我的疗养师帮我改变了对待生活的态度，并且我也改变了自己的饮食习惯，重新对生活进行了规划。

激素替补治疗法使我的青春再现，我不再经历经前综合症。现在当我感到烦躁时，我会问自己生活中发生了什么，是真实的压力还是自己的饮食问题。我会查一下自己前两天的饮食记录，看自己含糖物质是否摄入过多，如面包、甜点或葡萄酒。这些食物会使你——即使在更年期进行生物同体激素替补治疗时——会经历经前综合症。饮食会影响你的内分泌，从而影响你的情绪。如果我的饮食不佳，我会记住哪些食物导致自己心情不好，这样我就有自己的食谱了。

围绝经期

围绝经期指女性一生中最后几次月经直至月经完全停止的阶段，这一阶段通常没有得到人们足够的重视，因为这被认为是绝经的前兆。围绝经期的女性较情绪化，也许是因为她们仍然有月经。尽管多数医生认为这是正常反应，但读了本书之后你得对这个阶段多加注意了。因为在围绝经期，你体内的荷尔蒙分泌极其不平衡，这会导致非常危险的后果。也许你体内的雌激素分泌时而旺盛，时而减弱；体内的孕酮激素分泌时而减少，而有时完全停止分泌。围绝经期就是这样一个体内某些激素分泌过多、严重不平衡的阶段，并且某些激素的分泌过量导致体重增加，情绪波动。这一切都为癌细胞的生长提供了舞台。你将在本章的后半部分了解这一点。

围绝经期是体内荷尔蒙分泌下降的分水岭，并且这种下降也伴随着戒断症状。这些症状的严重度因人而异，但普遍感到阵阵燥热、无法入眠、缺乏性欲、体重增加和烦躁不安。围绝经期时所经历的荷尔蒙下降与你青春期时所经历的恰恰相反，那时你体内的荷尔蒙量不断增加，使你具备生育的能力，还记得那时心里狂热的感觉吗？然而现在，你体内的荷尔蒙量骤然减少，还要经历青春期情绪和身体上的波动和烦躁，却毫无乐趣可言。

你必须了解在围绝经期体内严重缺乏荷尔蒙，这也是你感觉不佳的主要原因。这正如作家威利（T. S. Wiley）所解释的："尽管你体内含有足够的雌激素来维持子宫薄薄的内层，但分泌不充分不足以达到雌激素高潮，因此你的月经周期越来越短，乳房下垂并且思维也不如以前灵敏。自从你接近 30 岁并且不再有规律地达到雌激素高潮，这就是围绝经期的标志了。"

作为发育完善的女性，我们每月分泌足量的雌激素，以至于在月经后的第 12 天达到高潮，停止细胞的生长并产生孕激素受体。孕激素分泌没有达到高潮就不能正常排卵。威利继续说道："雌激素分泌达不到高潮，就不能停止卵泡刺激素的分泌，因此卵泡刺激素（FSH）不断分泌过度刺激卵巢，耗尽卵子；与此同时，你会感到燥热不舒服。这个过程通常会持续十年。"

通过检测体内的卵泡刺激素（FSH），你会发现自己是否从围绝经期进入到真正的更年期。如果你的 FSH 检测值达到 5 以上，则说明你已经进入更年期了。因此，进行一次血检，了解你体内的 FSH 值，这样你能及时地补充雌激素来停止体内卵泡刺激素的分泌。

体内卵子不多也就意味着雌激素分泌不足，这也会导致体内孕酮激素的分泌不足。因为你已经停止了每次月经来潮时所分泌的少量孕酮激素，并且体内的孕酮激素不会有所增加（意味着你不能怀孕）。人体的本能"认为"你重新又回到了 adrenarche，即青春期前肾上腺活动增加，而且由于你体内分泌的雌激素较少而产生比以往更多的雄激素，除了你的失眠症状外，几乎完全就是你的青春期状态。

威利继续说道："当我们过了30岁后，体内分泌的雌激素量下降、雄激素量偏高，这就是大自然的造化。你一定处于肾上腺功能早现的状态中，因为只有怀孕和哺乳时才不排卵。当然，除非你是位男性。保持青春的关键在于你能够排卵，但是现在体内卵子不足，这就是症结所在。因此，采用天然激素替补治疗达到体内雌激素和孕酮激素的平衡是最佳的治疗方案。"

需要记住一点，当你处于围绝经期时，体内几乎不含有卵子，这也就意味着所含有的雌激素不多了。这是一段痛苦的日子，因为缺乏雌激素，我们不能思考，不能调节体温，无法保证睡眠，不能保护心脏，甚至缺乏性欲；即使在做爱时也没有激情，如同不能运转的马达。尽管许多女性羞于承认这一点，但没有人非得去了解它，对吗？在日常生活中，我们仍然做爱，只是缺少了激情和乐趣。任何一方的参与成为一种爱的表达，享受亲密的感觉但没有激情，实际上这只是比读一本杂志有趣些。

这对于我们女性来说是不公平的。因为与我们差不多年龄的男性性欲较高，他们每天都想做爱，甚至一天进行多次，那我们如何迎合他们的需要呢？我们还能忍受多久这种没有激情和乐趣的亲密行为？由于缺少雌激素，做爱时就缺少了润滑剂，因此是不舒服的，甚至会影响到两个人的感情。此外，阴道感染等其他妇科疾病也会趁虚而入。

在围绝经期和更年期,体内的雄激素大量减少,并且很早就会影响性欲。体内的雄激素循环水平对于调节更年期的心理和性欲变化起到重要作用,这也是女性非常赞同把雄激素纳入激素替补治疗中的原因。雄激素能够帮助人们缓解疲劳、注意力不集中、忧郁、无法克制兴奋以及性欲降低等问题。

你自己必须了解内分泌失调是非常危险的,因为疾病正是在内分泌失调的环境下滋生的。接下来所讲的也是我在书中反复提到的,而且对于你了解你体内的内在机制非常重要的是:大脑认为一位发育完全的女性会生儿育女,代代相传。当我们发育成熟后,我们体内的荷尔蒙就分泌充足,没有出现失衡。我们每月都能怀孕,当然这取决于我们想不想要。但一旦内分泌失调,大脑便认为此人不适合生育,因为体内不再排卵了。如果不能生育,大脑便不再支配你的生理活动。根据生物学的原理,我们存在的目的是为了繁衍后代。

当然,随着生物医药的迅猛发展,我们看到了希望,但大脑只知道机体运转不正常了,维持机体正常运转的荷尔蒙缺失,这会导致机体处于极其危险的状态之中:患癌症、病毒感染以及其他疾病滋生。这就是有七分之一年龄超过50岁的女性患有癌症的原因。

当内分泌平衡时,人体是不会患有疾病的,因为对于癌细胞而言,没有生长和扩散的环境。正由于此,你需要认真对待围绝经期;不要指望你的医生,因为我们是最了解自己身体的,除非医疗技术相当发达。一般的医生几乎不了解荷尔蒙、围绝经期和更年期,当你向医生诉说你的痛苦时,他们通常会开抗抑郁药剂和安眠药,这是大多数医生的做法。正如我之前多次所说的,这不是他们的过错,因为他们没有接受这方面的培训和教育。我并不想说他们在这一领域是无知的,但我的确失去一些耐心。我想问问:假如你是个内科医生或妇科医生或内分泌学家,假如有那么多人都在谈论生物同体激素替补治疗,你现在能不能去了解什么是生物同体激素替补治疗,认真研究思考,学习这些课程以跟上时代的步伐?发现了那么多的合成激素的负面信息,有着"女性健康倡议"与合成激素相关的警示报告,有那么多的女性病人的主诉,我不得不说美国众多医生还在开合成激素给病人,而且告诉她们只是在必要的时候服用。这真是令人震惊!

既然你现在了解了生物同体激素替补治疗的重要性,不是治疗一段时间而是终身进行,那么你就可以看到有些医生对生物同体激素替补治疗的疗效是多么孤陋寡闻,以至于他们让你去服用合成激素,并告诉你一旦这些令人讨厌的症状消失就停止服用。这意味着这些医生其实对荷尔蒙的重要性一无所知。荷尔蒙是我们体内的马达,是我们身体运转的内在机制。事实上,如果你在字典中查"死亡"一词的意思,则是"荷尔蒙分泌完全停止"。

体内不分泌荷尔蒙,生命也就没有了存在的意义。尝试连续数日甚至数月不睡觉(这曾经是战争时期折磨人的方式),看看你的感觉如何。当然,身体是非常不舒服的。试想,如果你体内缺乏自动调温机制,让身体永远处于"高温状态",看看你是怎样的大汗淋漓;既尴尬不堪又浑身不适,如坐火山之巅,如入冰海之渊。如果有医生告诉你你所经历的是正常的,"挺过去就行了"的话,其实他或她就是对女性在围绝经期时的生理缺乏了解。赶紧跑开,远离这样的医生,你可以因其他原因去看这样的医生,但要咨询有关荷尔蒙方面的知识,需要另找一位对这个领域有所了解并且有同情心的医生。

接下来，我们了解一下围绝经期体内荷尔蒙的变化：当体内分泌雌激素、缺乏孕酮激素时（也就是说，体内的雌激素含量越来越高，但缺乏使整个机体运转平衡的孕酮激素），体内雌激素含量增多，产生了强有力的细胞生长控制物，即表皮生长因子（EGF-1 和 EGF-2）。这种特定的生长因子是 HER2-neu 乳腺癌发病的主要因素。因此，你体内需要大量的雌激素来抑制 EGF-1 和 EGF-2，否则，你患癌症的几率很高。简单一点讲，就是内分泌失调是导致癌症的根源。当处于围绝经期时，你体内分泌的荷尔蒙已经大大减少，这就是为什么对女性来说围绝经期是一段危险的时间。

当女性接近 50 岁时，她已经历了 10 ~ 20 年的内分泌失调。多数女性在围绝经期带着各种主诉到处求医，什么疾病都看——从过敏到背疼，到抑郁，到体重增加，到头痛或偏头痛，到失眠和其他上百种小毛小病——还服用了各种药物，但这些药物通常治表不治本，解除了症状而从不针对潜在起因，因为围绝经期综合症状繁多，因人而异，并且与其他症状具有类似性，较难辨别。

其实，围绝经期综合症状的关键就在于荷尔蒙减少。一旦你开始补充体内缺乏的激素，你就会感觉好一些。如果你体内荷尔蒙分泌不足，你就会萎靡不振，但你还得工作和生活，没有人能够帮你，因为这就是你的生活。现在开始治疗吧，围绝经期的综合症状在呼吁你采取行动，挽救自己的青春和生活。

当我与威利医生探讨女性的围绝经期时，她说这是一段危险的时期，因为就大脑思维而言，女性的内分泌与妊娠早期相似，胰岛素含量高、雌激素含量低并且甲状腺素发挥作用。这样的内分泌环境在妊娠早期会导致婴儿体内产生致癌因子。然而,处于围绝经期的女性体内缺乏孕酮激素以促进新陈代谢,因为她们体内没有足量的雌激素促进定期排卵,也没有胎盘着床,空卵泡内没有雌激素,孕酮无法慢慢产出。这样的状态对生命是非常危险的,通常是以癌症结束。

因此,我呼吁社会关注女性健康,关注女性围绝经期。

更年期

事实上,更年期也就是女性处于不排卵的时期。一旦进入了更年期,你就处于内分泌严重失衡的状态,不再像年轻时那般焕发活力,甚至有时感觉力不从心。更年期的女性开始呈现各种各样的症状,如果你读过我写的《性感的岁月》,那你就知道我把这些症状称作“更年期的七个小矮人”,其分别是:发痒、发脾气、出汗、嗜睡、身体浮肿、健忘以及身体干瘪。

当你身上出现上述所有症状(或者一些症状)时,你的生活质量会降低,但这还不是全部。症状只是表面的,但真正的问题在于你会随着年龄的增长感到体内荷尔蒙的减少对心脏和人体的其他系统带来的危害,而且无法预料是否有乳腺癌、肺癌、脑肿瘤或者卵巢癌发生的可能性。

每位女性在更年期呈现出来的症状因人而异。有些人几乎没有什么异样的感觉,但根据我的观察,多数成功女性在更年期经常痛苦不堪。比如,我认识一位时装界的领军人物、国际大师,她受人敬仰;但在更年期时她被“击倒”了,整日不出房门,不洗澡,不梳妆打扮,而以前她脸上一直保持着光彩夺目的彩妆。现在与过去相比简直判若两人，她体重明显增加，心情抑郁，易发火，经常对其丈夫吼、叫，好像他是罪魁祸首一般。这种状态持续了许多年。最终，他的丈夫离开了。我以前从未想到他们夫妻会有这样的结局，因为过去我常常看到他们形影不离、彼此关爱的情形。

我常常为这位朋友的遭遇感到难过，因为这主要是由于对女性的内分泌系统缺乏了解、无人给予正常的指导和治疗所造成的。处于更年期的女性如果无法处理内分泌失调等问题，会变得与他人难以相处共事，这岂不是人生一大悲哀！

在更年期反应剧烈的女性会自杀，甚至杀害他人。这样的事情的确发生过，一位母亲杀害了她的五个孩子，也许她患上了精神分裂症或其他心理疾病，或是由于生了五个孩子之后体内孕酮激素大量减少而产生了幻想。如果她的医生能够早些了解内分泌以及荷尔蒙的作用，给她进行血检；如果体内的确孕酮激素含量过低，他们也许能够对她进行生物同一性激素替补治疗以平衡内分泌，从而挽救她的五个孩子。的确，这是个非常极端的例子，但我们的身体在怀孕期间、孕后、围绝经期以及更年期的确会有剧烈的反应。这是一段难熬的时期，女性需要社会的帮助，但是迄今为止还没有这种帮助。

我也注意到有些女性在更年期轻松度日，几乎意识不到自己处在更年期。我以前一直难以相信，但这样的女性的确就在我们周围。她们是例外，并且多数体内所含有的生长激素较高。在前一章我们了解了这种激素的神奇功效。其实，我们多数人在没有任何帮助的情况下挺过了这段时期。生物同体激素替补治疗可以使你同样享受更年期，因为我正在经历这样的感受。在进行女性更年期研究时，我了解了生物同一性激素替补治疗并且亲自体会了它的功效，我的内分泌首次达到了平衡。

激素替补的确非常简单，然而不幸的是，整个医学界还没有完全接受。但有一点是好的，现在有越来越多的医生开始接触这一领域，甚至有些已经认为补充由衰老缺乏的荷尔蒙是十分必要的。当内分泌达到平衡，所有不适的感觉都会离你而去。正如伦道夫（C. W. Randolph J.）博士在他的《荷尔蒙的地狱与天堂》一书中指出的："当你补充了体内缺乏的东西，身体自然会感觉更好。"道理就这么简单。

其实，你越依靠自己，就越容易照顾自己。当感觉内分泌平衡时，我感到极大欣慰。但我仍然需要不时地调整补充的剂量，这取决于我所承受压力的大小。体内的荷尔蒙变化多端，这也是为什么市场上没有"包治百病"的合成激素出售的原因所在。每位女性的需要都是有差异的，并且需要服用的剂量也不一样。

无论更年期的女性每天生活如何，她们都渴望找到缓解症状的良方。医生第一次在她们心目中变得无能为力。过去，我们常常习惯于听从家庭医生，但至少现在我们得反驳他们了。当我们抱怨心情感到抑郁时，医生通常给我们开些抗抑郁药，这蒙蔽了我们并且给医生提供了解决方案。虽然他们也想帮助我们，但抗抑郁药绝对不能缓解更年期的症状，如果医生们能够了解这一点，我们女性则会受到更好的治疗。因为关键在于内分泌是否平衡，一旦你的内分泌平衡，你就不会感到抑郁了。

了解这一领域的医生知道答案在于生物同体激素。现在缺乏足够的证据和临床资料证明生物同体激素的安全性和功效，并且补充体内所需的激素——作为安全有效的解决方案也没有得到社会的广泛认同。

但幸运的是,现在有关该方面的数项研究正在进行中。

复合药房

在复合药房里,你最有可能找到精通生物同体激素的医生。许多女性朋友写信给我,说她们身旁没有医生了解生物体激素替补治疗。因此,你不妨到复合药房里去试试看。复合药房里有为你开你所需要药物的医生。通常,当地的药房能为你找到一个真正了解生物同体激素替代疗法的医生。

衰老的影响

75 年前，我们女性从不奢望自己长寿，因为过去的医疗水平相当落后。那时，女性的平均寿命为 40 ~ 45 岁。为什么今昔差异这么大呢？因为从生物学上来讲，女性的使命是繁衍后代。

直到近来，女性在经历生育期后仍然能够怀孕生子，但同时体内分泌的荷尔蒙减少了，并且荷尔蒙对人体的保护作用也大大降低。这点也使得女性患上更年期常见的疾病，如高血压、心绞痛、糖尿病、心脏疾病、关节炎、皮肤过敏、关节疼痛等，高龄通常会导致老年痴呆症和癌症。

25 岁过后，我们都开始经历内分泌减少、许多生理机能下降的过程。如果你的内分泌失调或运转不正常或一其他方式受影响，也许你会患上与衰老有关的疾病。事实上，乳腺癌就是由于内分泌失调直接导致的；此外，许多医生和医疗专家认为乳腺癌与女性服用的大量化学物质有联系。我们美国女性也许是世界上最痛苦的，也许是因为我们食用大量的化学物质和营养不高的饮食。

相比之下，法国女性是这个星球上最幸福的女性，因为她们所患癌症的几率较低，更年期症状也不明显。也许是由于她们每天食用新鲜、高质量的食物，她们服用的药物较少。在欧洲（包括法国），许多医生在治疗初期采用顺势疗法，然后再开药，他们在生物同体性激素替补治疗上已有50年的工作经验。而在美国，一遇到小问题我们就会去药房开药。现在我们了解了滥用这些化学药剂也会导致疾病，因此我们身体不舒服，一直处于亚健康的状态。现在是我们采取措施的时候了。

当男性体内荷尔蒙分泌减少时，他们脾气暴躁、易发胖，他们开始检查身体，精力不济并且肌肉开始萎缩。伴之而来的是前列腺癌，这与女性的乳腺癌一样严重。

不良的生活习惯，如饮食较差、缺乏锻炼、过度食用刺激物、吸烟等都会提高体内胰岛素的含量，而高含量的胰岛素会导致脂肪堆积、细胞分裂加快以及内分泌失调，从而更易引发心脏疾病和癌症。当内分泌失调后，细胞的不规则分裂（癌症）就会加剧。

长期以来，医学专家建议人们低脂肪、高碳水化合物的食物，然而这点一直是有争议的。因为在你的饮食中需要脂肪，并且是真正的脂肪——黄油、奶油、酸奶、全脂奶酪以及橄榄油，它们对于增强骨骼、分泌荷尔蒙是非常关键的，而荷尔蒙对调节细胞新陈代谢、保护免疫系统有着重要的作用。体内的每个细胞都需要蛋白质、脂肪和碳水化合物进行新陈代谢。要知道，我们人类其实是细胞分裂的联合体。这也是我们维持生命的关键。如果食物中不含有脂肪，我们就无法抵抗癌细胞的扩散。记住，癌症的定义为细胞的不规则分裂。建议低脂肪的饮食完全是个错误，这部分导致了患癌症的几率升高。然而，现在医生仍然建议病人远离脂肪。

我注意到治疗糖尿病也存在着误区，给糖尿病患者标准的建议是避免食糖而不是远离脂肪，但避免一些假脂肪如反式脂肪酸、氢化油以及包装在盒里的脂肪。在我看来,这些包装食品是“装在盒中的致癌物质”。

但身体无法吸收消化如此多的化学物质,这一点对生存是关键的。还有什么比黄油、奶油和奶酪更好的呢?我总是建议我的读者购买真正的食品——肉类、禽类、鱼类、奶类、水果和蔬菜。

至今为止,癌症的起因仍然不清楚,但无论是饮食还是其他方面的原因,内分泌保持平衡是最佳的预防手段。只要体内荷尔蒙分泌充足,就能避免癌症、心脏疾病以及老年痴呆症。

在本章中,我不想具体介绍这些疾病,因为你将会聆听到一些医学专家谈论疾病与荷尔蒙分泌减少的关系。在此我主要谈论你也许正在经历的衰老反应(我已经经历过的),与衰老有关的疾病,如肠胃病、骨质疏松症以及因为衰老而切除子宫等。

肠道疾病:为什么身体浮肿?

身体浮肿,大约开始于40岁左右,一直是处于更年期女性所苦恼的,因为一向平坦的肚子现在却大腹便便。不仅如此,而且好多衣服已经无法再穿了。这种感觉糟透了!

其实,肠道疾病是可以治疗的,并且保持饮食均衡是治疗的重中之重。在一位治疗肠道疾病专家的帮助下,你必须弄清楚你对哪些食物过敏。因为我们每个人都会对有些食物过敏。了解了这一点,我们就可以在饮食中避免它们了。有一种检验能够帮助你查出对哪些食物过敏。如果你的医生不清楚该检验,你可以登录戴安娜·希瓦兹班(Diana Schwarzbein)的网址www. schwarzbeinprinciple. com。

引起肠道疾病的另一因素是压力，这可以通过保证充足的睡眠得到解决。因此，如果每天晚上你能保证 8～9 个小时的睡眠，那么你的身体浮肿会得到改善。如果睡眠充足，大脑分泌的褪黑色素能降低体温，从而杀死肠道里的细菌；并且，定期定量的训练，对于缓解压力也是非常重要的。你也可以采取其他措施，但最好避免药物性治疗。每天服用嗜酸菌制剂对于调节肠胃是必要的，因为它能够恢复体内有益的细菌，帮助平衡内分泌。

如果你在服用生物同体激素，正确的服用方法是重要的。应该模仿你正常的生理活动，也就是说尽量复制你年轻时天然内分泌平衡的状态。假如你还年轻，假如你能保持内分泌平衡，那么身体浮肿就不是一个问题。只有当我们在衰老的过程中失去激素的时候，再加上服用威胁生命的抗菌素（有很多情况下是没有必要的服用），我们才会意识到这种生命的状态让自己不堪忍受。

骨骼和骨质疏松

到了更年期，女性开始担忧骨质疏松甚至等待它的到来。由于很多女性在这段时期经历了骨质流失，医生开始为我们进行骨密度检测。骨质疏松是如此的隐秘，以至于我们全然觉察不到，并且大多数人起初并不知道自己患此疾病。

每年有 50 万的美国人死于骨质疏松引起的骨折，其中髋骨折是常见的并发症，占到总数的五分之三。每年有五分之一的病人死于髋骨折，一半的病人失去自理能力。每年因为髋骨折死去的女性比死于乳腺癌的还要多。预防骨质疏松的确是一件生死攸关的事情，就如同预防癌症和心脏疾病一样。

髋骨折是骨质疏松性骨折最常见的类型，数百万女性备受折磨。也许她们没有意识到长期的腰背痛是由于脊椎的受压变形引起的。如果患了骨质疏松症，那么你的腰背会有剧烈的疼痛。长期处于压力下，会使脊椎骨压缩变形，并且患有骨质疏松症的女性看上去比较憔悴。作为一名女性，一生中患有骨质疏松症的几率是三分之一，但你完全可以通过正确比率和平衡的生物同体激素替补治疗大大减少这种几率。

骨质疏松对女性的影响是男性的8倍，有一半年龄超过50岁的女性患有骨质疏松，从而导致骨折。当体内停止分泌雌激素和孕酮激素时，我们的骨骼则开始迅速老化。骨骼有其自己的生命周期和新陈代谢。威利(T. S. Wiley)认为：雌激素和孕酮激素共同调节人的新陈代谢，在围绝经期雌激素分泌减少，这也就意味着孕酮受体无法促进骨骼的生长。这就是骨质疏松症的前期。

威利还指出："雌激素控制破骨细胞的生长。破骨细胞，顾名思义，就是消耗老细胞；而孕酮调节成骨细胞的新陈代谢，促进新细胞的发育和生长。简单而言，孕酮促进新细胞的生长，而雌激素消耗老细胞，此消彼长。如果缺乏这两种荷尔蒙的相互作用，会出现如下情况：体内雌激素分泌不足，会导致骨骼过大，而体内缺少孕酮则会导致骨头细薄多孔，也就是骨质疏松症。"

这个过程令人不解。因为处于更年期的女性服用雌激素能够防止细胞死亡，暂时缓解骨质疏松。(可以拿我们的月经周期打比方来更好地了解细胞死亡，每月我们都会定期排卵，目的是为了怀孕。同样地，我们身体里的每个细胞每月都要经历死亡，也就是新陈代谢的过程。)然而,雌激素阻碍成骨细胞死亡。除非补充孕酮刺激成骨细胞的生长,否则补充雌激素本身也不会起到相应的作用。

基本而言,是由于体内三种荷尔蒙分泌共同减少而不是仅仅是雌激素含量低导致了骨质稀松。有案例表明,生物同体激素替补治疗能帮助缓解骨质疏松,并且在某些情况下,帮助女性治愈骨质流失。十年前我就患上了骨质疏松症,通过长达十年的生物同体激素替补治疗,效果非常理想。

但不幸的是,现在在市场上出售两种治疗骨质疏松的合成药,商标名为:福善美(Fosamax)和雷洛昔芬(Raloxifene)。福善美的功效是抑制破骨细胞的生长,迄今为止对其还未有长期的研究;但我想抑制骨细胞生长的药物其副作用恐怕较强,因为它是一种人工合成的药物。

雷洛昔芬(Raloxifene)抑制雌激素的分泌,目的是为了减慢骨细胞的分解。其副作用与他莫昔芬(Tamoxifen)非常类似,如更年期的潮热、视力变化等。

保持骨骼健康的方式一般有运动、饮食健康均衡等。其中,钙元素起到一些作用,但如果你同时服用维生素 D 和钙,效果则非常好,因为人体在吸收钙并且促进骨骼生长时维生素 D 是非常需要的。

需要注意的是,男性也容易得骨质疏松症,现在男性患者估计达到了 200 万。事实上,与患前列腺癌相比,男性更易患上骨质疏松性的骨折。然而,大多数男士和他们的医生都没有意识到这一点。

有一半患有骨质疏松的男性是由于体内雄激素分泌减少而导致的。当男性呈现出雄激素分泌减少的症状时,如性欲降低、毛发稀疏、乳房增大等,应该检查一下其骨骼。然而,有很多男性体内雄激素含量低却没有任何症状。但关键的一点是，刺激荷尔蒙分泌以及保持内分泌平衡，无论对于男性还是女性的骨骼健康，都是同等重要的。

身材矮小、体重较轻以及饮食不均衡的男性易患有骨质疏松，并且举重运动员也易患骨质疏松；进行悠悠球减肥、患有厌食症以及食欲过量或不正常饥饿的人也非常容易患有骨质疏松，并且其他一些危险因素如不运动、饮酒过度以及吸烟都会增加发病几率。

需要注意的是，解决骨质疏松的良好方法是生物同体激素替补治疗。在恢复骨细胞活力上，没有什么药物比真正的荷尔蒙更加有效。

子宫切除

你知道每年有100多万的女性接受子宫切除手术吗？我于2005年2月接受了切除子宫的手术，但这使我怀疑究竟有多少子宫切除手术是必须的。每年真的有100万女性需要进行子宫切除手术吗？这真的符合自然规律吗？

对于患有纤维瘤、子宫内膜异位、癌症或经期大量出血的女性，多数内科医生建议她们进行子宫切除手术。这种手术需要完全切除生殖系统，包括子宫、卵巢、子宫颈等。根据伦道夫博士（Dr. Randy Randolph）的观点："不幸的是，女性有90%的骨盆器官由于良性病被摘除了，而这完全可以通过非外科手术进行治疗。"

令人不可思议的是，没有医生告诉女性子宫切除会降低免疫力。如果必须切除子宫（在一些情况下，子宫切除是必须的），女性有权知道切除后的后果。就这样，许多女性在完全不明后果的情况下接受了子宫切除。更糟糕的是，医生经常跟她们说："最好切除卵巢和子宫颈，这样就不必担心卵巢癌或子宫颈癌了。”这完全没有道理。

没有了卵巢、子宫颈、子宫，你不再有生殖能力。我相信阅读本书会使你了解当大脑认为你不具备生殖能力的严重后果。大脑的功能在于发出信号，告知整个系统运转正常。当体内荷尔蒙分泌平衡，相互作用时，大脑则认为此人具备生殖能力。当体内荷尔蒙分泌减少时，大脑认为这是此人不再具有生殖能力的信号。

由于体内雌激素和孕酮的含量达到了最低点，免疫系统高速运转，以至于软骨和其他组织受到影响，这会导致关节僵硬、骨头变软、关节炎甚至骨癌。粘膜免疫系统能力也会下降，引起泪溢、皮肤过敏、易感染等其他症状。当体内不含有雌激素和孕酮（因为这两种荷尔蒙是由卵巢所分泌的）时，一系列其他症状开始出现了。其中最初的症状是高血压，其他症状包括焦虑、失眠、身上痒、皮疹、霉菌感染、潮热、盗汗、心情抑郁、坐立不安、神智不清、身体浮肿、体重增加、性欲减退，以及明显的身体衰老症状，如皮肤起皱纹等。由于女性最重要的器官被切除了，身体的各个系统就会变得紊乱。

但问题是没有人告知女性朋友们切除子宫的危害性。如果她们知道，我相信每年绝对不会有 100 万的女性自愿接受子宫切除。

同样令我感到遗憾的是，大多数医生对切除子宫的后果和严重性也缺乏必要的了解。他们只是认为这样做能够治愈女性的卵巢癌和子宫颈癌。我甚至认为医生冒险做这样的手术与经济收益是息息相关的。当然，我们不希望这是真的。

如果女性在没有必要的情况下切除子宫，她们不仅不能进行自我保护，而且更容易患其他癌症、心脏疾病以及老年痴呆症。我宁愿相信医生们会尽自己所能帮助女性，但不幸的是，很多医生并不知道女性生理的变化特征。

当切除了子宫之后，许多医生仅仅给她们开雌激素药物，这是一种错误做法。如果荷尔蒙药物不是生物同一性的而是人工合成的话，请勿服用，否则麻烦不断。

因为仅仅服用雌激素药物会使其在体内含量过高，这对身体非常有害。在切除子宫后，女性体内同时需要雌激素、孕酮以及雄激素。记住，这些荷尔蒙来源于卵巢和子宫颈，并且卵巢分泌性激素。如果你及时补充这些荷尔蒙的话，你的身体会有什么样的变化和反应呢？许多医生认为切除子宫后月经停止，因此体内就不需要孕酮了。但是，大脑需要孕酮，因为你得使大脑认为你的身体仍然是完整的。缺乏孕酮也就意味着你不再具有生殖能力。并且，所补充的三种荷尔蒙剂量应该保持平衡，尽量模拟年轻时的内分泌状态。

除非必须切除子宫，否则的话，需要慎重考虑这项手术。尽量多了解自己和这方面的知识，这样你就可以有效地咨询医生。除非是在患有癌症的情况下，否则不要轻易切除卵巢和子宫颈。这点是非常重要的，因为大多数医生建议病人切除子宫的目的是为了治疗癌症。

我相信自己的症状的确需要切除子宫，并且我没有后悔，因为医生和我感觉别无他法。我当然不想再患有癌症，但做出这样的决定还得慎重些，继续了解自己和这个领域并且咨询医生。此外，子宫切除手术的费用比补充生物同一性激素的费用要昂贵得多。想象一下：每年有 100 万的女性接受子宫切除手术，其中的利润空间有多大！

当女性患有癌症后，子宫切除手术能够挽救她们的生命，因为你没有选择。但是,子宫切除并不意味着你生命的终结。相信你是可以恢复的,但必须在一位合格医生的帮助下。

伦道夫医生(Dr. Randy Randolph)认为:“我相信每位妇科医生应该考虑先进行药物治疗,在治疗效果不理想的情况下再动手术。我首先对病人进行生物同一性激素替补治疗。通常,我发现不动手术的治疗在收缩纤维瘤、减少尿道流血以及改善骨盆疼痛上非常成功。我总是把外科手术作为最后的一招。”

这就是你所寻找的那样一位合格、有远见的医生,并且尽量不进行手术,努力保住你身体的任何部位。其实我们身体里的每个器官都是有作用的,有其存在的理由。女性的生殖器除了生育之外还有其他功能。记住一点,在生育多年之后,卵巢在分泌性激素方面起着关键的作用;这些性激素如雌激素、孕酮和雄激素在保持健康、活力和性欲方面发挥着重要作用。

人们经常忽视切除子宫的后果,就好像“你非做不可一样”,但子宫和子宫颈的作用不仅仅是孕育胎儿,它们也通过子宫大动脉给卵巢供血。子宫切除后,卵巢分泌的荷尔蒙也会大大降低。

在我们体内,子宫的另一大作用是不可忽视的:增强性快感。伦道夫医生(Dr. Randolph)说:“许多女性说切除子宫后她们的性生活没有以前那么美满了。”

伦道夫医生所说的话值得每一位准备接受子宫切除的女性慎重思考。正如我之前所说的,如果你真的患有癌症,那就没有选择了。但如果你想通过补充荷尔蒙解决问题,那的确是最佳的治疗方法。

纤维瘤、经期间大量出血、子宫内膜异位以及盆骨痛都是严重影响你生活的疾病。尽管进行子宫切除手术会有其他方面的原因，但最好首先进行全方位的治疗。如果自然疗法对你的治疗效果没有起色，那么至少你得衡量一下子宫切除的后果。我希望以后你不要为自己的决定后悔。

生物同一性荷尔蒙与衰老

衰老的过程虽然痛苦，但并不是不能改变的。生物同体激素替补治疗可以使女性顺利度过并安然享受更年期。当内分泌达到平衡状态时，你会看上去更青春靓丽，感觉到更年轻活力，表现得容光焕发，并且可以预防那些可怕的疾病和不受衰老的影响。

从生物学上来说，“生物同一性”激素与我们人体自然分泌的荷尔蒙是完全相同的。生物同一性激素从大豆、野山药以及其他植物中提取精华，在实验室里合成，与自然荷尔蒙非常类似。然而，生物同一性激素不是药物，并且与合成激素有很大差异；一般合成激素取材于怀崽母马的尿液，与人体自然分泌的荷尔蒙完全不同。

合成激素不是真正的激素，而是对健康有害并且导致内分泌失调的物质。合成激素并不能补充人体缺失的荷尔蒙，相反，它们仅仅掩盖了更年期以及与衰老有关的症状。记住一点，内分泌失调是导致疾病，尤其是癌症恶化的根源。这就是合成激素对人体有害的原因。这不仅仅是我的观点，而且你可以阅读 2002 年的《妇女健康活动倡议》得以证明。

合成激素治疗的历史可以追溯到 50 年前，那时生物同一性激素替补治疗已经问世。到1970年，人们都知道激素替补治疗法，但我认为这是女性的悲剧。在那时，没有一家制药公司对生物同一性激素感兴趣，因为它是没有专利的。没有专利也就意味着没有利润空间。在女性寿命延长后，制药公司看到女性市场相当大。他们开始生产一些合成激素专治燥热、失眠及由失眠而导致的抑郁甚至流泪等，并且大肆做广告。

在过去的几十年里，制药业一直认为合成激素替补治疗能保持女性活力。从经商的视角看，制药公司的确赢得了很大的市场，但合成激素替补治疗也逐渐显示出其双重性。至2002年，乳腺癌的发病率迅速升高。在本世纪纪初，有数据表明每91位女性中就有一人患有乳腺癌；在2002年，每8位女性中就有一人患有乳腺癌。想一下，这几率有多高。为什么会如此呢？究竟出现了什么变化呢？

然后，坏消息就接二连三地出现了。大量的临床数据表明，长期进行合成激素替补治疗是危险的，因为在治疗期间出现了许多慢性疾病，但在治疗时没有人会说用这些所谓的激素是危险的，它们不是“生物同一性的”，不是“真的”、天然的激素，而是致命的合成激素，由于制药公司的影响而医生大力推荐的合成激素。艾瑞克·希瓦兹的书中指出：“你必须了解以有证据说明，合成激素普力马一旦在我们体内分解，就会在维持健康的DNA内产生毒素，导致我们生病。”

整体说来，我们女性的身体越来越糟糕了，并且患有乳腺癌以及免疫疾病的女性数量不断增加。在美国，肥胖成年人的比例占到了65%，并且还在不断上升。

医生仍然在给病人服用合成激素。这是为什么呢？因为医生所获得的大多数信息是由制药公司提供的。在医学院，内科医生只学习了一些激素替补治疗方面的基本知识。没有一家制药公司会说这种合成激素对人体是有害的，不可能！并且在过去的50年里，制药公司一直在宣扬合成激素的“一颗药物适合所有”的治疗效果。但是，他们忽略了一点，即女性体内各种荷尔蒙的含量要求是固定的，从而调节各种性激素（如雌激素、孕酮、雄激素、脱氢反雄甾酮以及其他）的相互作用。

天然解决方案

作为消费者，我们的健康是至关重要的。我们必须寻求安全、对身体无副作用的激素替补。虽然我本人对生物同一性激素了解不多，但治疗改变了我的生活并且使我恢复了年轻状态。是的，我脸上的确有皱纹，但我真的不在意，因为我已不是20多岁了。并且我感觉到自身充满活力、思维清晰，胆固醇、胰岛素含量均正常。可以说，我是在享受更年期。

因此，生物同一性激素的优点在于它们是全天然的。你可以看到生物同一性激素的分子结构与我们人体所分泌激素的分子结构完全相同。伦道夫医生（Dr. C. W. Randolph）认为，生物同一性激素进入血液后，弥补了女性体内缺失的荷尔蒙，并且所发挥的作用与人体自然分泌的荷尔蒙相似。

如果你考虑接受生物同体激素替补治疗，那么你需要耐心。也许你会向医生不断主诉身体的不良反应，这样医生需要不断调整剂量。

在治疗过程中缺乏耐心，你会感觉沮丧失望甚至放弃治疗，但我想说最后输的人只是你。我说得再多，用再不同的方法解释也是不过分的：体内缺乏荷尔蒙，人体各部位会散架；体内缺乏荷尔蒙，各种疾病会很快乘虚而入。有高血压是不正常的；骨头疼痛是不正常的；没有性冲动是不正常的;记忆力衰退也是不正常的。只是在你失去生育能力时,也许这才有点正常。

内分泌达到平衡是不容易的。如果你能预先感觉内分泌平衡时的最佳状态,我相信你会非常愿意接受治疗的。有许多人在治疗过程中没有坚持下去。大家知道,体内荷尔蒙缺失不是一时的,因此进行补充需要一段时间。在进行治疗时,医生首先是根据你描述的症状给你开一定的剂量,服用一段时间后再检测体内荷尔蒙是否达到平衡。因此,所开出的剂量与你的症状有个调适的过程。记住这七个常见症状:身上感觉痒、爱挑剔、嗜睡、易出汗、身体浮肿、健忘以及干涸。

如果你在治疗过程中仍然有以上的一些症状,这说明你需要重新调整剂量了。当所有症状都消失后,生活就更加美好了。这些应该是你所期望的,如有精力、活力、创造力以及皱纹减少(体内含有足够的雌激素能增强皮肤弹性)、乳房挺拔、有性欲以及保持最佳睡眠,并且你不再感觉身上痒,人就活得像个样。潮热消失了,也不会汗流浃背了;最好的是,如果你能饮食均衡,你身上多余的脂肪也会随之消失。

对于接受治疗的男性,脾气也不会如以前那么暴躁了,体能以及性欲又重新恢复了,生活、娱乐和工作又重新平衡起来。只要你在治疗过程中饮食均衡并且适当运动,你的赘肉肯定会不见踪影。

治疗方法

如果现在你相信接受生物同一性激素替补治疗是一条出路,如果你相信这种治疗能够使你重现青春,那么,我们一起来了解两种治疗方法:剂量稳定或剂量周期性循环。

稳定的剂量

在接受稳定的剂量治疗时，医生通常会根据你的症状配小剂量的生物同一性激素。两个月后，医生给你进行血检，测量体内的荷尔蒙含量并且配备小剂量的雌二醇供每日口服。在每月 18 号至 28 号，医生会加入一定剂量的孕酮。这种治疗完全依照我们年轻时体内分泌的荷尔蒙含量来配置，并且女性患者每月会定期来月经（每月的最后几天）。稳定剂量治疗得到了西方一些尖端医学家（但并不是所有医学家）的推崇，他们认为这是完全按照人的生理周期进行的。基于我做的研究以及与数十位医学专家的访谈，我认为如果你想模仿人体正常的生理活动，可以接受这种治疗。

稳定剂量治疗听起来简单，但也有其复杂的一面。在本书的第 16 章中，我谈到压力会影响或减少内分泌。因此，如果你现在生活上压力很大（我们美国人一般都处于压力下），这会改变你的需要。为了弥补内分泌不足，也许你只需增加一点或减少一点剂量。如果你的压力的确相当大，那么，需要重新进行血检以测定你体内的激素含量。这就如同我先前讲的“治疗的艺术”。与医生亲密合作并且说出你的症状是非常关键的，因为医生可以凭借此为你调整剂量，直到内分泌完全平衡。

剂量周期性循环

在生物同一性激素替补治疗中，周期性循环服用剂量是个新的概念，但也是基于人体新陈代谢的自然规律。事实上，这是一种完全生态化的治疗。

古代，女性的生理循环与月亮保持一致。月亮开始增圆时，人体产生雌激素，开始的三天是一个量，接下来的三天又是一个量（每个女性产生的雌激素对她的身体是完美的);到第十二天,雌激素达到最高潮,这正好是满月时分。受体开放接受孕酮,内膜展开。随着雌激素减少,孕酮开始增加到很高的量,加厚子宫内膜来准备下个月的同样进程。

剂量周期性循环治疗完全模仿女性在健康时期的内分泌状况,也就是具有最佳繁殖能力的时期——体内荷尔蒙分泌有高潮也有低潮,有节奏地进行变化。如果缺乏这种有节奏性的变化,人体便认为你不适合生育后代,并且正是在这段内分泌紊乱的时期疾病开始蔓延。生物同一性激素替补治疗能够防止癌细胞扩散,保护器官。剂量周期性循环采用了人类早期模式,那时我们的人体是最原始、最健康的。

周期性循环治疗值得探究,因为它的确有效果,为人们所接受。作为一名年轻的女性,当内分泌平衡时,我感到心情愉快,但有时我也会感到紧张不安。我已经了解了自己的生理规律或者生理周期。在来月经的数天前,我会感到身体浮肿,脾气暴躁——这表明体内化学物质在体内循环了。

为了有节奏地进行生理循环,你需要一位精通内分泌医生的帮助,你也可以询问当地的药剂师或查阅有关医疗网址和美国专业药方中心的号码。

荷尔蒙可以称作"年轻的源泉",这也是我们大家一直在追求的。天然荷尔蒙的确是存在的。我们生活在这个科技发达的时代非常幸运。我们孩子以后的生活也会越来越轻松,因为到那时生物同一性激素替补治疗将被公认为抗衰老的最佳方式。

格劳莉娅：一位52岁病患的成功案例

数年前，我就认识格劳莉娅，她是一位出色的审美学家，我总是幻想我的面部能和她一样富有光泽。我惊叹她的魅力和美丽：披肩的自然卷发、如橄榄油般光滑的皮肤、碧绿的双眼，她是一位混血儿：意大利/瑞典混血。

但是，我与她相识的那天，我们俩的状态都不好：我感觉她很激动，但并不知道为什么。当她给我做美容时，我感觉她心不在焉，不断抱怨着什么。她曾经跟我说，“再也不会有男士与我约会了，我的状态很糟糕，我已经连续四年没有睡上好觉了。”从那时起，我知道她的内分泌严重失衡，把她正常的生活给剥夺了。

苏珊·索马斯（Suzanne Somers）：你的治疗非常成功，我迫不及待地想让我的读者了解一下，其中使我印象非常深刻的是你的家族史。

格劳莉娅（Gloria）：嗯，在我的家人之中，我知道的第一位更年期症状较严重的是我的祖母，我母亲的更年期则比较顺利，这主要是因为我了解这一领域。我认识到像我母亲那样生育过8个子女、怀孕期以及哺乳期很长的女性，她们的更年期症状不会很严重。因此，这点也挽救了我的母亲。然而，她也经历了更年期，因为我记得她当时一直汗流不止；她也有其他症状，但没有当今女性遭受的更年期症状那般严重。尽管我的母亲整天忙忙碌碌、照顾孩子，但生活的环境没有多大地改变——在家中度过的。然而，我是一位经商的女性，每天我得与形形色色的人打交道并保持良好的精神状态。在给顾客做美容时，我不能有很大的情绪波动，因为顾客在这里是来放松和做美容的，她们也希望我心情不错，富有创造力。然而，突然间我感觉不到快乐，我也不明白原因。

苏珊·索马斯：那么，医生对你的祖母进行了什么治疗呢？

格劳莉娅：他们给她服用不同的药物，但我不知道具体是哪些，因为当时没有记录配备的药物。她不断吃药，想调节更年期的症状，但却促进了脑垂体腺的生长，身体变得越加浮肿，并且相貌变得有些怪异：鼻子变大，手脚肿胀，甚至她都买不到合脚的鞋。如果你看到她的结婚照，你会发现我的祖母很娇小，当时她可能仅有93磅。

苏珊·索马斯：那她的情绪如何呢？

格劳莉娅：一直闷闷不乐。我是唯一愿意花时间与她交流的家人，要不然她总是孤独一人坐在房间里，与一只大狗相伴。

苏珊·索马斯：那你认为是更年期夺走了她的灵魂吗？

格劳莉娅：的确如此。她多方求医，但病情却越来越严重。当我祖母进入更年期时，心绪波动较大，更使她伤心的是我的祖父离开了人世，她当时年仅43岁。

苏珊·索马斯：让我们来谈谈你的情况吧！

格劳莉娅：我感觉我与祖母很相似，因为在外貌和体形上我与祖母都很类似。

苏珊·索马斯：那你初显的症状是什么？

格劳莉娅：我的情绪，开始身旁的人说我有点敏感。所谓敏感，也就是缺乏耐心、容易紧张等等。朋友会对我说，“没必要整天绷得那么紧，没什么大不了的。”但是，我不能让事情违背我的方式去做，我开始变得像海绵，能够吸收一切，并且也在乎一切。我想，这是初期表现，突然有一天我在餐厅里吃饭，我自言自语道，“哦，天哪！刚才我感觉到了潮热。”接下来我的体重增加了，就像婴儿那般迅速增长一样。而之前我从未担心自己会发胖。

苏珊·索马斯：体形有了这么大的变化很吃惊吧！

格劳莉娅：是的。突然间我意识到该注意自己的体重了，过去运动时我感觉很轻松，但现在却费力多了。

苏珊·索马斯：那你有没有精力耗尽的感觉呢？

格劳莉娅：是的。现在无论我做什么，都感觉提不起精神来。现在我吃得较少，但体重还是在增加，这真的是令我苦恼，好像我不认识自己一样。就算我一天运动两小时，也没有任何效果。当时我准备放弃了，但幸好遇到了你，帮助我渡过了难关。认识你时，我在服用抗抑郁药（含有高剂量的 Effexor）。一天我的朋友对我说，“你不能再服用抗抑郁药了，你得接受治疗。”因此，她介绍了一位医生给我。

苏珊·索马斯：如果你不介意的话，我想问一下你的性欲如何？

格劳莉娅：已经没有性欲了，我想这也是导致抑郁的原因吧。我在43岁时就停经，当时，我就感觉有人夺去了我的精彩生活。我还是一位单身母亲，当时想等女儿大一些时我就可以开始自己的生活了。当女儿读初中时，我开始约会，但更年期却袭我而来。当时我就讨厌别人在我身边，因此匆忙结束了自己的生活。

苏珊·索马斯：我想你的生活中没有出现大的变故吧！

格劳莉娅：你帮我联系了希瓦兹班医生（Dr. Schwarzbein），尽管她不再治疗病人，但你邀请她与霍尔医生（Dr. Hall）一起对我进行治疗。经过一段时间治疗后，我感觉好多了，心中充满了关爱。我很高兴找回了自己的人格魅力。我感觉自己晚上容易入睡了，不再感觉潮热，清晨醒来时思维非常清晰。我想让每位女性知道，生活的美好更多地来源于你的生理状态而不是你所处的环境。如果身体是健康的，你可以快乐地做任何事情。

我在墙上挂一个日历，我把自己每天应该服用的剂量写在日期旁边。这没有什么困难的。我不像以前那般敏感，身体感觉好多了，甚至我肚子上的“游泳圈”也已经消失了。现在我已经恢复了，感觉非常幸运。回想过去，那时我感觉真的很郁闷，我以为自己的内分泌永远失去平衡了。

苏珊·索马斯：这样听起来你的家族也许有内分泌失衡的遗传。

格劳莉娅：我想是这样的，但唯一的解决方法就是多生孩子，只是现在我们一般不这样做了。

苏珊·索马斯：但我认为很多女性不清楚怀孕、哺育和避孕药对人体的作用。

格劳莉娅：是的，并且社会对我们的影响也很大。现在女性的生活方式与生理周期越来越不协调了。现代女性越来越以事业为主，违背身体的自然规律，这对女性健康是不利的。

苏珊·索马斯：那你现在感觉月经如何？

格劳莉娅：哦，如同我的好友一般，每月定期来，身体又恢复正常了。我再也不想离开它了。

苏珊·索马斯：现在你感觉很棒，那么你的女儿如何呢？我记得听你说过她每月得在家待一周，因为她每次都痛经，情绪糟糕。

格劳莉娅：我想这也是遗传，但我想也与我们的饮食有关。我们一直吃加工食品，这就容易打破女孩的内分泌平衡，现在越来越多女孩的初潮提前了很多，我的一个侄女居然在6岁时就来了月经。

在女儿16岁时（现在她已18岁），我带她去霍尔医生那儿接受治疗：霍尔医生给她进行血检之后发现确实存在问题，配了一些天然孕酮。我很高兴她没有像其他医生那样开避孕药。现在经过治疗，我女儿的情绪已经有了明显的改善，月经也正常了。我们一家人感觉都很棒。虽然我现在已52岁，却从未像现在这般快乐。我想这主要是因为我的月经又恢复正常了。

我非常欣赏你，苏珊！你是第一位向我们大众介绍荷尔蒙及其作用的人。过去我一直想去收集这方面的信息。通过治疗，我又找回了自我。可以说，我生活中的一切都有了改变。我们现在只吃有机食物，不再买任何垃圾食品。我通常在家吃饭，并且不喜欢在外面吃。甚至我不再买阿司匹林，在我家中唯一像药的东西是荷尔蒙药物。你做了一件了不起的事情。

苏珊·索马斯：祝你好运，格劳莉娅！谢谢你接受我的访谈！

朱莉·田口医生：乳腺癌专家的建议

田口医生(Dr. Taguchi)是我的家庭医生，支持我服用生物同一性激素防止乳腺癌复发。她是加州圣巴巴拉 Sansum Medical Clinic 的一位肿瘤科医生，现在在 Sansum Clinic 对肿瘤进行尖端的研究。她对荷尔蒙的研究兴趣颇浓，因此我与她共同写了一本书《性，谎言和更年期》。

苏珊·索马斯：非常感谢您能抽出时间来接受我的访谈，田口医生。我知道您非常忙，因此我们抓紧时间开始吧。当我查出患有乳腺癌时，医生对我说的第一件事是停止服用生物同一性激素。

田口医生：但服用生物同一性激素并不是乳腺癌的原因，我认为真正的荷尔蒙对更年期女性的健康非常重要。如果你想补充荷尔蒙，应该有规律地进行，这才是有意义的。在过去的 40 年中，医生经常给病人服用含有激素的两种药物：Premarin 和 Prempro。在 2002 年《女性健康》杂志中，发现服用 Prempro 会提高乳腺癌的发病率，对女性健康极其不利。有些商家打出低剂量的 Prempro，这也没有任何功效。

苏珊·索马斯：那听起来挺疯狂的。至于补充荷尔蒙，需要达到一种非常平衡的状态，太多不好、太少也不好。当《女性健康》杂志报道了

Prempro的副作用后，很多女性放弃了服用合成激素，但并不知道进一步采取什么措施。更年期症状是如此伤人，如果她们不了解生物同一性激素的话，她们多数会服用含有低剂量的Prempro药物，起码这样会让她们感觉好一些。

田口医生：是的。医学界人士一般认为荷尔蒙会导致癌症，我认为这是没有根据的断言；长期以来，这一点在内科医生心中已经根深蒂固了。传统医学认为荷尔蒙会加速癌细胞的扩散。但是我们对患有乳腺癌的女性进行生物同一性激素替补治疗，甚至服用Premarin和Prempro，发现治疗效果也是不错的。

苏珊·索马斯：甚至服用合成激素？为什么呢？从马身上提取出的少量雌激素也有功效？如果是这样的话，可以想象生物同一性激素的效果有多大了。

田口医生：我们也在研究这些问题。也许小剂量的治疗效果更好；也许服用激素她们感觉更好，从而更加有精力与癌症进行抗争。服用激素，她们的生活质量会提高些。但这些猜测都需要得到证实。也许荷尔蒙在某些方面具有保护我们人体的作用。时下我们正在进行一些研究，并取得了一些进展，但多数采用合成激素。迄今很少有人研究生物同一性激素，这也是我和其他十位医生对未患有乳腺癌、处于围绝经期的女性进行生物同一性激素临床研究的原因。

苏珊·索马斯：一般来说，治疗癌症的医生会避免使用生物同一性激素，是什么使得你对此如此感兴趣呢？

田口医生：威利医生给了我启发，他曾经观察到一位年迈、患有高转移膀胱癌的内科医生通过服用天然的孕酮，其病情有所缓解。接下来，我与威利医生（T. S. Wiley）合写了《性，谎言和更年期》一书。在本书中，我们也谈到这种治疗的原理一基于体内的荷尔蒙含量和月经周期补充激素。我们研究了女性的月经周期，发现它有规律的高潮期和低谷期。

苏珊·索马斯：在书中您谈论了女性的月经周期、雌激素和孕酮分泌的高潮期吗？

田口医生：是的，我谈了女性体内雌二醇和孕酮的含量。在这一点上，我同意你的观点，每月的前三天体内的雌二醇和孕酮含量比较低，那时脑垂体自然促进卵巢分泌更多的雌激素。在每月的 12 号，体内的雌激素含量达到巅峰，从而产生卵子。排卵后，体内孕酮的分泌逐渐增多，21 号达到分泌高潮，然后缓慢减少。当体内孕酮逐渐减少时，月经也快要来临了。迄今这种激素替补治疗的方式还未有人研究，这也是我们进行第二次临床研究的原因所在。数位患有乳腺癌的女性接受了这种激素替补治疗，效果不错。但由于在这方面的研究不足，这种治疗没有得到推广，不过我相信是有用的。我个人非常赞成“标准化的治疗”，但当我遇到像你这样的不想接受“标准化的治疗”的病人，我感到非常高兴，因为我们在治疗过程中可以共同探讨，真正走向高品质的生活。

苏珊·索马斯：20 年来我一直服用避孕药，并且每天生活中的压力很大，你可以想象我的生活，和其他疯狂工作的女性一样。我已接近 60，如果我现在进行生物同一性激素周期循环治疗的话，我还能有娇好的身材吗？

田口医生：我希望如此，但要视个人情况而定，因为需要考虑多方面的因素。有一位 91 岁的病人，由于患有乳腺癌，在 60 岁时接受了乳房切除手术，后来她没有接受化学治疗、放射治疗以及服用他莫西芬（抗雌激素药物，用于治疗妇女乳腺癌）。31 年后，我见到了她在乳房切除的皮肤上有微小的瘤，31 年后又重新长出来了。这就告诉了我一点：假设她在乳腺癌复发前一年离开人世的话，大家都会以为她在接受乳房切除手术后乳腺癌完全治愈了。

苏珊·索马斯：这么说来乳腺癌从未真正被治愈过？

田口医生：是的，从未被治愈过。即使采用乳房肿瘤切除手术、放射性治疗甚至乳房切除手术，乳腺肿瘤仍然有可能重新滋生。

苏珊·索马斯：那你认为放射性治疗如何呢？不也会导致癌症吗？

田口医生：这很难说……我跟患者是这样解释的：如果你进行乳房肿瘤切除手术但不接受放射性治疗的话，肿瘤复发的几率是三分之一。然而，如果你同时进行这两种治疗的话，这会把复发的几率降至十分之一，因此这是值得的。

苏珊·索马斯：那进行化疗效果如何呢？

田口医生：这要看病人的情况和肿瘤的特征。当我对患有乳腺癌的女性进行治疗时，我需要考虑很多方面，如患者的年龄、月经周期以及检测内分泌情况等。此外，还需要看肿瘤的特征。了解这些之后，我们再给病人进行治疗。

但由于分子生物学以及基因组学的发展，这一切也在改变。在不远的将来，我们可以用精密的仪器检测肿瘤的基因变化、确定什么地方出了问题，这就可以使我们更好地进行目标治疗；而不像过去给 100 位女性进行有危害的化疗，只有 20% 的女性受益。

苏珊·索马斯：那您认为女性患有乳腺癌有什么原因呢？

田口医生：首先，年龄是女性的第一杀手：年龄越大，患乳腺癌的几率就越大。有75%的女性患乳腺癌是在50岁以后，这恰巧是女性的绝经期。同样有趣的是，患癌症的最大女性群，无论在哪个时期，其年龄一般在45～50岁之间。

苏珊·索马斯：的确，女性在45岁一般处于围绝经期。

田口医生：是的，在这段时间体内荷尔蒙的分泌有了变化，越来越不平衡。我们不能忽略这个事实：内分泌减少和不稳定对乳腺癌的确有影响。对女性来说这是个重要的过渡阶段，并且每个人的症状不尽相同：有10%～15%的女性没有任何症状，有20%女性的围绝经期症状非常严重。而你正处于这两者之间。

苏珊·索马斯：这两者之间的区别是什么呢？在于那些已生育小孩、用母乳喂养孩子的女性和那些没有生育小孩之间的差别吗？

田口医生：是的，对女性来说母乳喂养是重要的，但这只是一部分。乳腺癌是一种疾病，但在女性体内有如此多的变体。

苏珊·索马斯：那么我们再谈谈服用避孕药的女性。

田口医生：我认为六七十年代研制的避孕药副作用较大，患乳腺癌的几率较高。当今第三代避孕药的副作用（患乳腺癌）较小，因为它已经介入了人体的自然分泌过程，但最终的结果如何，至今没有人知道。年轻女性服用避孕药会延缓怀孕，这会有相应的风险。总体说来，在美国，早育和母乳喂养进行得不是很好，而这两点正是降低患乳腺癌的两大重要措施。

苏珊·索马斯：我曾听说生育的最佳年龄不要超过28岁，但是当今很多女性超过28岁才生小孩。

田口医生：的确如此，一般认为28岁是较晚的生育年龄。据有关妇产科的书籍介绍：如果你了解女性的一些生理知识，里面描述的就有点像“如果28岁时还不生小孩将失去生育能力”这种味道。我们大家知道，许多年前女子一般18岁结婚、19岁生育并且哺育孩子。早生孩子利于身体恢复，形成保护机制；但如果28岁后生孩子则会失去这种身体保护机制。

苏珊·索马斯：但假设一名女性在30岁生了孩子并且进行母乳喂养，与那些未生育过的女性相比较她的身体情况会更好吗？

田口医生：这很难说，但长期进行母乳喂养对于大人和孩子都是有益的。

苏珊·索马斯：如果在年轻早期生孩子并且进行母乳喂养有如此多益处的话，这也就难怪我们这一代女性患癌症的几率有这么高了。但由于工作上男女不平等以及服用避孕药性欲增强等，女性也是备受折磨。我们女性想要与男性一样工作，享有同样的待遇。

田口医生：并且像男人那样获得成功，对吧。我在70年代长大，今年47岁，于31岁和34岁时生了孩子。当时我出售代理商的货物，每周工作时间长达100小时，非常疯狂。那时白天我雇佣人帮我看孩子，我抓紧时间工作，睡得很少，因为收入颇丰。

苏珊·索马斯：代理商的货物是幼儿配方奶粉，那时认为奶粉喂养比母乳喂养更好吗？

田口医生：是的，20世纪70年代正值生育高峰期，全国有85%的婴儿是用奶粉喂养的。

苏珊·索马斯：那么乳腺癌治疗的前景如何呢？

田口医生：作为一名肿瘤科医生，我尊重病人的选择。通常我提供标准治疗，也就是外科手术、乳房肿瘤切除手术（或乳房切除）、化疗等等。但是，我们不知道这些治疗能够在多大程度上治愈癌症，也许这些药物和治疗只能延缓乳腺癌的复发。

苏珊·索马斯：那么对于一些像我这种拒绝标准治疗的人来说，该如何进行治疗呢？

田口医生：需要了解这些病人的情况。但如果有病人跟我说“我不想接受这种治疗了”或“我想保持内分泌平衡”等等，我会综合考虑，如不进行标准治疗的利和弊、补充激素的风险以及益处。如果她们想要听我的意见，我会建议进行周期荷尔蒙循环治疗，大多数是服用天然的雌二醇和孕酮。一些女性不愿意在这方面花时间和精力，但不管怎样，医生的工作量是相当大的。给病人配生物同一性激素是一种艺术。

苏珊·索马斯：作为一名肿瘤学专家，你的梦想是什么？

田口医生：我希望在未来治疗癌症患者时，不给他们注射副作用较强甚至有毒的化学药剂。我现在的主要工作是帮助病人调节和减轻有毒药物的副作用。虽然我们的确看到了这些化学药物在治疗癌症上所起的作用，但我希望在未来还能有另外一种选择。

苏珊·索马斯：非常感谢您在百忙之中抽出时间……希望您的梦想成真。

田口医生抗衰老的五大建议

关注围绝经期;围绝经期较长也许会导致乳腺癌。

寻找一位医生,他不仅建议你进行标准治疗,并且还研究适合你的其他治疗方案。

在周期循环补充激素时采用生物同一性激素,这更加符合生理周期。

接受乳房肿瘤切除手术,或乳房切除手术和化疗后,肿瘤滋生仍然有9% ~10%的几率,这需要保持一定的警惕。

治疗乳腺癌需要考虑肿瘤的类型、特征以及患者的年龄。当你权衡治疗方式时,请务必了解这些。

马克·达罗医生：骨骼健康

马克·达罗(Dr. Marc Darrow)加州大学洛杉矶分校医学院的一名教授，在洛杉矶开了运动员康复中心。作为我的健体医生，当我运动受伤时他从未给我开过药。他认为除非在迫不得已的情况下才开药，否则最好让肌体慢慢恢复。然而，作为一名受过主流医学思想熏陶的医生，当需要止住疼痛时，他还是会给病人开药的。

苏珊·索马斯：首先，给我们讲讲骨骼健康吧。

马克·达罗：骨骼，如同我们的心脏、大脑和肌肉一样，是我们人体重要的组成部分。骨骼由结晶般的钙物质组成，渗透到血管、神经和细胞内。骨骼内含有破骨细胞——一种活性细胞。

苏珊·索马斯：因此我们的骨骼细胞在不断地进行新陈代谢吗？

马克·达罗：是的。健康肌体的骨细胞不断地进行更新，如果骨细胞停止新陈代谢，骨折的几率会很大。当年纪超过30岁时，内分泌开始下降，如孕烯醇酮、甲状腺、褪黑色素、雄性激素等。无论是女性还是男性，骨细胞的生长都需要雄性激素。

苏珊·索马斯：影响骨骼新陈代谢的因素有哪些呢？

马克·达罗：饮食是一个方面，食用太多糖类对身体非常不好。我小时候每天喝六瓶可乐，最终导致了骨质疏松，因为饮用苏打水会导致骨质流失。另外，过多的锻炼也是一个方面。我每天治疗的病人都是运动员，他们承受了巨大的压力——取得成功的压力，因此，他们需要超负荷的锻炼，这对身体是非常不好的。一般进行高强度的训练时，体内的荷尔蒙、神经递质和蛋白质会很快耗尽，并且肾上腺系统会受损。

苏珊·索马斯：有哪些饮食对骨骼保护最好呢？

马克·达罗：有种叫作旧石器时代饮食，也就是食用天然食物。在人类早期，没有谷类物质。但是，如今碳水化合物占了饮食的大部分，尤其是加工过的，如糖果、点心以及烧烤的食物等。

苏珊·索马斯：跟我们谈谈与骨骼相关的内分泌好吗？

马克·达罗：保护骨骼最佳的方法是用生物同一性激素进行补充，最好能够尽早地进行治疗，我指的是30多岁。因为我们知道女性通常在20多岁时内分泌减少，而女性的骨质通常在十八九岁时最佳，因为当时内分泌处于巅峰。

苏珊·索马斯：那么像福善美(Fosamax)这种药的主要功效是什么呢？

马克·达罗：这种药也叫作二磷酸盐(bisphosphonate)，对破骨细胞所介导的骨质再吸收具有抑制作用，也就是说阻止破骨细胞的正常活动。我个人不喜欢向病人推荐这种药。

苏珊·索马斯：那么补钙效果如何呢？

马克·达罗：补钙对我们身体只能说有点益处。随着年纪的增长，身体对钙的吸收不是很好。

苏珊·索马斯：对于那些患有脊椎骨折的女性，如何进行治疗呢？

马克·达罗：由骨质疏松引起的多重骨折会导致驼背，医学上也称作脊柱后凸。当脊椎受到重压后，背部会非常疼痛。尽管有时需要外科手术——在疼痛处注入一种新型的粘液，能在数分钟内减轻疼痛。

苏珊·索马斯：那您在治疗关节炎时采取什么方法呢？

马克·达罗：长期以来，关节炎患者一直服用具有消炎作用的止痛药。这虽然能够消除炎症，却使得疼痛深入到身体内部，这是因为炎症慢慢消除也是身体复原的过程。当你通过服用消炎药不断消除炎症时，其实是使疼痛深入到骨子里去了。实际上，这些药物阻碍了炎症周期，从而破坏了胶原蛋白的沉积。没有胶原蛋白，身体内部的神经元就无法正常运转。简单而言，止痛也就意味着阻碍治疗。

苏珊·索马斯：但是，服用止痛药好像成了我们生活中的一部分一样。

马克·达罗：的确如此。通常，从专门止痛的医生那儿转诊过来的病人，他们看起来像是中了毒，因为他们一直在服用消炎药和抗癫痫药——不是为了治疗癫痫，而是为了治疗神经性疼痛。同时，他们也在服用一些抗抑郁药。每当我问起他们感觉如何时，他们的回答总是“感觉不错”。我曾经问起他们为什么不工作，他们说自己身体不行。其实，我知道真正的原因——他们被药物所控制了。我建议他们想开些，鼓励他们多做运动，平衡膳食，多吃蔬菜、水果，并且远离咖啡因和尼古丁——对骨骼具有弱化作用。我建议他们使用增生疗法治疗受伤的部位。

苏珊·索马斯：增生疗法直接治疗疼痛部分，那是怎么进行的呢？

马克·达罗：增生疗法以增强韧带、肌腱以及关节囊与骨的附着为目的，通过在患病部位直接注射少量增生液，增强肌腱与韧带的弹性而达到稳定关节、减少疼痛的效果；在骨性关节炎的治疗中可取得显著的疗效，如关节炎、腰背痛、颈痛、纤维肌痛、运动拉伤、颈椎挥鞭伤、腕管综合症、慢性腱炎、坐骨神经痛、椎间盘突出等。

就我而言，一般我到最后才采取手术治疗。增生治疗也许不能百分之百在每位病人身上有效果，但锻炼过度以及不想吃消炎药的病人普遍感觉效果不错。

苏珊·索马斯：那您能跟我们讲讲保持健康的五种方式吗？

马克·达罗：第一，保持睡眠。第二，营养充足均衡。我说的是食用低血糖指数食品。第三，运动适量。对一些人来说，每天步行 20 ~ 30 分钟进行有氧运动以保持血液畅通。第四，使用生物同一性激素进行补充。第五，保持乐观的生活态度：善待自己和他人。

苏珊·索马斯：您总结得太棒了，谢谢！

达罗医生给出的五大抗衰老建议

改变生活习惯：保证睡眠充足，营养均衡（尤其少吃糖类物质），适当运动，远离咖啡因和尼古丁（这两种物质都会导致骨质流失）。

避免过度服用消炎药。因为消炎药会打乱炎症周期，使得疼痛深入到组织内部；阻碍胶原蛋白的沉积。炎症是帮助身体自动机能恢复的必要过程。

进行生物同一性激素替补治疗，包括补充雄性激素，男性和女性都需要补充雄性激素以健康骨骼。

对于骨伤、关节炎、运动拉伤以及纤维肌痛等，可以考虑增生疗法以促进组织修复。

培养积极的人生态度：善待自己和他人。

普鲁登斯·霍尔医生：衰老性疾病与自然激素平衡

普鲁登斯·霍尔(Dr. Prudence Hall)是在加州是一位有影响的妇产科医师和保健医生。与她的丈夫霍华德·利博威茨(Dr. Howard Liebowitz)一起开了一家医疗康复中心。她帮助很多男性和女性朋友度过了困难的内分泌下降期。她在这一领域经验丰富，并且她的激情会感染你。在治疗胃肠道疾病方面，她也是一位专家，有自己独到的见解。她在女性眼中可以说是德高望重，因为她的治疗方法独特并且有效——不需要完全靠药物。

苏珊·索马斯：关于胃肠道和患病的关系有多种说法，您是如何看的呢？

普鲁登斯·霍尔：在过去的三年中，我治疗病人时最大的担忧是他们的胃肠道里存在有毒物质。欧洲的医学界认为肠胃健康身体也就健康了，这种看法有道理。人体约有 70% 的免疫力来源于肠胃道，但它每天都遭受各种药物的折磨——这对我们的身体极其不利。

苏珊·索马斯：这是因为我们的饮食和生活习惯吗？

普鲁登斯·霍尔：与我们的饮食有关系，如很多人的肠胃对麸质、面粉、鸡蛋以及酱油等不易消化。此外，服用抗生素非常影响肠胃功能，破坏肠道里的益生菌，导致子宫感染和细菌滋生。

苏珊·索马斯：女性患子宫感染的几率较高，一年两次或频率更高服用抗生素会破坏内分泌。那么，这些女性朋友需要服用嗜酸菌来平衡肠胃吗？

普鲁登斯·霍尔：服用嗜酸菌的确对平衡肠胃、恢复益生菌有效果。在恢复肠胃道的治疗中，先前已有人采取了这种方法。我在治疗病人时，首先治疗肠胃6~8周，目的是为了消除肠胃里的细菌。

苏珊·索马斯：您认为众多女性身体浮肿主要是因为肠胃出了毛病吗？或者是由于对所服用的孕酮有所反应？

普鲁登斯·霍尔：这的确是个有意思的问题。我对功能医学感兴趣主要源于治疗肠胃道。当时，我注意到许多更年期病人的肠胃以及消化上都有问题，并且她们抱怨身体浮肿、体内胀气。因此，我开始意识到在衰老过程中体内的胃酸分泌减少，食物不易于消化；部分也是由于食道内胃反酸导致身体浮肿、体内胀气。在衰老的过程中，头发也会逐渐失去光泽，皮肤失去弹性。胃酸在保护我们肠道上具有重要作用。

苏珊·索马斯：那如何恢复和平衡体内的胃酸分泌呢？

普鲁登斯·霍尔：我们给病人补充盐酸甜菜碱，这不是药品。我的病人一般在吃饭时服用2~4片，她们普遍反映身体浮肿、体内胀气的症状得到明显缓解。

苏珊·索马斯：那么甜菜碱有什么功效呢？

普鲁登斯·霍尔：盐酸甜菜碱也称为盐酸(HCL)或者胃酸，其通过分解脂肪和蛋白质来消化食物。健康的胃酸对于健康的消化道是必需的。如果胃酸少的话，即使再好的食物也不能被正常消化。健康的胃酸有助于杀死食物中日常可发现的致病微生物和寄生虫。但如果胃酸分泌过多导致胃反酸的话，就会导致胃灼热。

苏珊·索马斯：当今胃反酸普遍存在，是不是说每个人都应该服用甜菜碱呢？

普鲁登斯·霍尔：这的确是种疾病，但问题在于很多医生没有对症下药。她们通常服用 Pepecid（法莫替丁，减少胃酸分泌）或者制酸剂。然而，服用这些制酸药剂后，她们虽会暂时感觉好一些，但长期看来，对她们的健康极为有害，这是因为体内长期缺乏胃酸，不利于食物中营养的吸收。

苏珊·索马斯：这听起来有些让人迷惑，我们的治疗目标是使身体更加碱性化，对吗？

普鲁登斯·霍尔：身体的确需要碱性化，但肠道内需要酸性化。如果胃酸不足的话，即使再好的食物也无法消化，肠道就逐渐变成了一个“过滤器”。

苏珊·索马斯：在接受内分泌治疗前，我被查出胃反酸。当时我浑身无力，提不起精神。在承受着母亲去世的巨大压力和悲痛的情况下，我感觉胃反酸，有种灼热的感觉。

普鲁登斯·霍尔：这对免疫系统极为不利。我的很多病人初诊时都有你刚才提到的症状：疲惫、困乏。我检查了她们的肠道、体内所含的有毒物质，并检查了内分泌是否平衡。

苏珊·索马斯：您向病人推荐解毒疗法吗？

普鲁登斯·霍尔：是的。这尤其对患有经前综合症的女性疗效更好，我通常要求她们远离发酵食品、奶制品以及烈性酒，食用天然的食物。注意饮食能使你享受更加健康的生活。我也给病人提供维生素和补给品。此外,打通肠道后不会便秘,患者感觉不错。接下来,通过鼓励她们注意休息和睡眠,我对她们的肾上腺进行治疗。睡眠对于平衡内分泌是非常重要的,无论是围绝经期还是更年期都需要采用多种治疗方法,这也是我如此喜欢这份工作的原因之一。

苏珊·索马斯:那么,在治疗过程中,思维与机体的联系能起到多大的作用呢?

普鲁登斯·霍尔:身体机能源于大脑的思维能力,了解思维的力量以及工作原理能够强化我们的肌体功能,提高抵御疾病的意识。

苏珊·索马斯:如果女性朋友不想来月经,如何说服她们呢?

普鲁登斯·霍尔:保持内分泌能够减少糖尿病、心脏病、骨质疏松、老年痴呆症、中风以及乳腺癌的发病率。如果想享受如此多的益处,来月经是必不可少的。很多女性朋友开始接受了这种观点。因为来月经不是我们的目的,内分泌平衡才是我们真正的目标。

苏珊·索马斯:当我患有严重的子宫增生时,您向我伸出了援助之手,治愈了我的病。在您的指导下,我顺利地进行了子宫切除手术。当时,我非常担心会失去性欲。在治疗过程中,您给我讲了很多有关人体荷尔蒙的基本知识,了解切除的只是子宫。但可悲的是,众多医生告知女性朋友:如果切除卵巢和子宫颈,就无需担忧宫颈癌了。因此,不知有多少女性被莫名其妙地切除了卵巢和子宫颈!

普鲁登斯·霍尔:的确是没有必要。有很多女性接受子宫切除手术,主要是因为子宫肌瘤。

苏珊·索马斯:那么,这些子宫肌瘤是如何产生的呢?

普鲁登斯·霍尔：有很多原因，但重要的一点是发炎。你可以通过简单的血液检测（CRP 检测，C 反应蛋白检测）来看子宫是否发炎。

苏珊·索马斯：C 反应蛋白检测也是防止心脏病的重要手段。

普鲁登斯·霍尔：是这样的。我认为发炎的原因主要有两点，第一是内分泌紊乱，第二是对一些食物过敏。但是，很多女性是由于内分泌紊乱才导致子宫肌瘤的，并且伴有出血和疼痛。

苏珊·索马斯：很多医生在完全没有必要的情况下切除女性的整个生殖系统，并且没有告知她们切除后身体以及精神上的不良反应及后果，这不得不说是个悲剧。在这一点上，女性体内不再含有荷尔蒙，因此与性爱完全无关了。

普鲁登斯·霍尔：我认为除非是为了拯救一个人的生命，否则，没有必要也不应该切除人体的任何一个部分。如果能够维持正常状态下体内所需的荷尔蒙（即使在女性闭经的情况下），女性很多致命的疾病就可以得到有效的防治。虽然这句话仍然存在众多争议，但我相信这一点。总的说来，生物同一性激素治疗的整个理念就是模仿人体年轻健康时身体的运行机制。

苏珊·索马斯：您的讲话太精彩了，谢谢您接受采访。

霍尔医生抗衰老的五大建议

补充嗜酸菌，保持肠道健康通畅，这样可以更好地吸收食物里的养分，避免慢性炎症。

- 如果胃反酸，先去查明原因而不是匆忙地到药房里开制酸剂。在通常情况下，其原因是胃酸不足、有害细菌滋生或者食物过敏。
- 多吃天然的、未加工的食品。
- 请医生依照你的身体需要补充维生素和矿物质。
- 服用生物同一性激素以降低糖尿病、心脏病、骨质疏松症、老年痴呆症、中风以及乳腺癌的发病率。

达尼埃·宝耐思基博士：生物同一性激素替补治疗

达尼埃·宝耐思基博士(Dr. Daniela Paunesky)是获得内科行医执照的医生,在美国俄亥俄州(Cleveland)门诊部行医两年后搬到了亚特兰大,在那儿开始研究抗衰老药物治疗。在生物同一性激素替补治疗上她有五年的经验。她对于工作的热情、奉献以及对内分泌平衡的重视令我非常敬佩。她知道内分泌减少时身体难以适应,愿意花时间并为病人考虑,因此向她求助的人络绎不绝。

苏珊·索马斯:我很敬佩您对工作的热情,可以说这一点改变了很多人的生活。

达尼埃·宝耐思基:谢谢,我的确关注女性的健康。我有个阿姨住在南斯拉夫,患有乳腺癌,因此我们把她接到美国来。我母亲不信任那里的医术,请了美国医生对她进行治疗,花费了家里所有的积蓄——约10万美元。但我感觉主治医生错过了最佳时机,因为我阿姨身上有好几个囊肿,他们没有给她做任何超声波治疗,用针刺了一个囊肿(她有四个)就判断她没有患癌症。当时,我跟母亲说,他们没有对其他囊肿进行活体组织检查,无法判断是否患有癌症。接下来,不到两年,我阿姨就查出患有转移性乳腺癌,但为时已晚。

他们完全可以及时发现的,但错过了最佳的治疗时机。因此我决心做一个医生,多与病人接触,了解她们。

苏珊·索马斯:那您能跟我们讲讲子宫切除术和生物同一性激素替补治疗吗?

达尼埃·宝耐思基:接受子宫切除术和卵巢切除术的女性存在着巨大的差异。女性(含有卵巢)在切除子宫后需要补充身体所需的激素,并且补充得越早越好。上周有位患者到我这边就诊。当时,她满脸泪水:为了摘除纤维瘤,她接受了子宫切除术,并且医生跟她说为了避免卵巢癌,也可以摘除卵巢。两三周后,这位患者跟我说她身上有狼疮,接下来她进行了 MRI(核磁共振)筛查,结果发现患上了视神经炎。右眼视力降了一半。当时,医生以为她患有多重硬化症,但她认为这一切都是在接受子宫和卵巢切除术后免疫系统出了问题所导致的。我同意她的看法。

现在对患有乳腺癌的女性有众多研究,对她们进行激素补充,这样整体的死亡率降低了 30%。对于接受子宫切除的女性,生物同一性激素替补治疗能够使她们更加健康,保持内分泌平衡。研究表明,生物同一性激素替补治疗能减少 C 反应蛋白,只要补充正确剂量的孕酮激素和雄性激素,就能够减少乳腺癌的发病率。并且,每位患者之间存在差异,所需要的剂量也是不一样的。

苏珊·索马斯:有很多女性抱怨经期出血过多,那如何进行治疗呢?

达尼埃·宝耐思基:首先进行阴道超声波检测,确定有没有患纤维瘤,确定其子宫内膜壁的厚度至少在5毫米,这样我才能放心地进行下一步治疗。我可以采取多种方式,如在女性阴道内放置少量的雌三醇和雄性激素,所服的孕酮会减少阴道内粘液的分泌,这种方法可以帮助恢复性欲。如果患者正处于月经期,我将会额外加入50毫米的孕酮(在睡觉前服用)。这样,在接下来的两周内会逐渐增多孕酮的剂量。

苏珊·索马斯:如果患者所服用的孕酮过多,是否会导致体重增加呢?

达尼埃·宝耐思基:我个人主张体内以雌激素为主。当我快30岁时,我患有经期偏头痛(一个月四天),并且浑身无力。我丈夫过去经常要我去看神经学家,而我认为神经学家不懂内分泌。当我服用更多孕酮时,我的体重没有增加,反而减少了。

苏珊·索马斯:有道理,孕酮同时也是一种利尿剂。但是,我认为头痛通常是由于大脑内的雌激素不足而引起的。

达尼埃·宝耐思基:也有这种可能,每个人都有差异。但是,服用生物同一性孕酮不会让患者的体重增加,然而,服用那些合成孕酮常常会导致发胖。至于服用雌激素,如果患者肥胖,也许所服用的雌酮与雌二醇的含量达到了9∶1,这令我非常担心,因为这些激素含量会导致身体其他疾病。

苏珊·索马斯:跟我们谈谈您的人生观吧。您是如何看待这份工作的呢?

达尼埃·宝耐思基:自从我从事抗衰老研究以来,我一直很满意这份工作,因为我知道自己在从事有益的工作。我相信治疗不仅会延长生命,而且生活的质量也会得到提高。通过补充生物同一性激素,患者的生命能够重现光彩。当然,这也需要患者的配合,如果我给她们配了正确剂量的激素,但她们不注意饮食,整天吃匹萨,治疗效果肯定不理想。我经常叮嘱患者注意食物营养、保持运动以及给自己减压,并且告诉她们不要看恐怖片以及令人流泪的片子,多听令人振奋的歌曲,每天泡澡享受一下,做任何让你身体上、精神上开心的事情。

当服用抗抑郁剂的患者走进我的诊所告诉我这些药没有效果时,我对她们说这只是药,你不可能从药中找到快乐。其实,没有什么具有神奇魔力的治疗,你得把生活的方方面面平衡好。

我总是不断提高自己,这样才能更好地进行治疗。看到众多的患者来这边就诊,我真的感觉荣幸并且压力很大。在我认真工作的同时,工作也给我带来了很多快乐。我的患者如果遇到问题,可以随时打电话给我。

苏珊·索马斯:做您的患者真是太幸运了!

宝耐思基博士的五大抗衰老建议

- 进行生物同一性激素替补治疗能够提高免疫能力。

- 如果你是一名女性,与你的医生说说,在生物同一性激素替补治疗中加入一定量的孕烯醇酮。约有90%年龄在50岁以上的女性体内缺乏3孕烯醇酮。

- 与你的医生聊聊是否需要额外补充雄性激素,补充雄性激素有益于增强女性的性欲以及改善大脑功能。

即使你的内分泌正常均衡，也不能一直食用垃圾食品。

引导积极向上的生活——尽量不看恐怖片、暴力片，定期做礼拜，多听令人振奋的歌曲，等等。

T.S.威利医生：人体内在韵律循环

威利医生是知名的人类学家和环境内分泌学家。她是纽约科学院院士，曾是Sansum医学研究所的客座调研员。她还著有《性，谎言和更年期》、《灯光灭了：睡眠，糖和生存》。她也是生物同体激素的独一无二疗法的创始人。威利医生由内而外地了解激素系统，她给了我巨大的激励来继续学习和了解人的生理知识。

苏珊·索马斯：女性在40～70岁之间易患乳腺癌、子宫癌或卵巢癌。美国的医生仅在一年就实施了大约100万次子宫切除术。你认为这是由药片（避孕药）导致的吗？

威利：我相信这肯定是原因之一。在这一点上，我一向在公众场合宣扬的观点是，生物同体激素而不是合成激素才是一种解决办法。然而，如何摄入生物同体激素还是一个很大的问题。我的意思是在药片里含有合成激素。我知道用那些合成激素药物来操纵人体的生物韵律循环更像使用一台破电视机看电视，它不是年轻女性体内产生的正常运转周期。

所以，药片内的合成激素使原来人体内的下丘脑—垂体—肾上腺

(HPA)紊乱，这如同全球定位系统，能根据你在地球上的位置告诉你的体内系统的时间、地点。不幸的是，它的轴心是否在原来正确的位置上取决于生儿育女。如果你吃了药还有生育能力，那还有用。生育后这根轴是否还在确定的位置上取决于你的生活方式：晚上熬夜到多迟，摄入了多少糖分，体内老化到什么程度。一旦下丘脑—垂体—肾上腺轴心偏移，你就会像初始的心脏病患者一样惊慌失措。你可以使用生物同体激素，以正确的方法使用它，用它来使你的大脑反馈出高峰，然后大脑会对你的身体发出指令。你必须写出这首歌中空缺的部分。懂了吗？

苏珊·索马斯：懂了。但如果这类药物确实是合成激素的话，那么，这意味着女性那么多年来对此从来没有意识到，我们都处于激素不平衡状态。这真让人烦恼！

威利：是的，这就是我为什么还在做研究调查的原因，我回头研究了现代生活的开始时代，科学家们一般都这样做。我想知道作为一个女人意味着什么，我想知道改变了什么，我想知道什么样的谎言使得我们都绝望地病倒了。所以，我得回顾一下150年中女性到底发生了什么样的变化。药片是一个主要因素，药片无法模拟本能天性，只要用了，就有麻烦。

但药物给了女性新的自由。在上世纪初，女性为了选举权而斗争，我们为了平等而斗争，但我们忘了男性和女性在生理上和心理上都是有区别的。避孕药让我们有性生活而不至于怀孕，但没人去咨询一下这时人体的前提。我们在高压力下追求高学历，通往一条职业生涯之路，将我们置身于与生理上截然不同的男性的激烈竞争之中。没人考虑提出一个真正的问题：30岁以后有第一胎比没有孩子更危险吗？不断推迟生育,直到我们再也“无法”生育,给我们在某些方面不是带来了无法想象的疾病吗?

你瞧,避孕药是长期以来开处方给健康女性服用的首选药物。避孕药含雌激素(合成的,不是天然的)量低,加上妊娠素,剂量高于正常,使得人体处于一种假性的停经状态。由于停经是健康状况结束的开端,对18岁的女性来说也就是悲剧的开始。

苏珊·索马斯:不断服用避孕药的人处于控制的停经状态,因为我们在不知不觉中一直在使用“女性健康倡议”中要求停止服用的药物,即合成激素。这有可能是乳房癌高发的原因吗?

威利:到1962年为止,研究报告中有132例血栓和11例死亡。避孕药使用者开始显示了异常的葡萄糖忍耐和因新陈代谢改变导致的糖尿病。今天从“女性健康倡议”得知,在挪威和瑞典就分别涉及103和27位女性。与不用口服避孕药的不生育女性相比,小片剂使用者的乳房癌发病率增加了22%。当避孕药开始进入市场时,它含有更大量的激素,要比当今的变体含量大得多,而且还占据目前避孕药市场上的很大份额。早期的避孕药和今天的一样有危险,然而,女性从为她们开处方的医生那儿得到的有关危害和诸如血栓、中风等副作用的警告少而又少,由于它从没有像今天的其他药物那样被测试,没人知道合成激素对如繁殖、交配和睡眠等天然韵律循环有多大的破坏性。

女性的身体就是设计用来在较年轻时生育的,几年中对每个孩子的母乳喂养构成了足够的激素使她们与后来的疾病绝缘。避孕药是乳房癌高发的一个原因,还有个原因是她们要孩子太迟了,而且没有足够的时间来用母乳喂养。

苏珊·索马斯：这真令人愤怒，为什么我们没有早知道这一切？没有人告诉我有关母乳喂养的知识。护士把孩子抱给我说母乳有细菌，最好为宝宝制订饮食计划。这是让我一辈子都后悔的决定。更有甚者，他们给我注射了一针让我停奶。那针注射剂里包含了什么？

威利：哦，这在70年代很常见。或许那针注射剂里面含有已烯雌酚(DES)。

苏珊·索马斯：你的意思是他莫西酚？治疗癌症的后继药物？

威利：不是一样的药物，但有同样的效果。两种药都是合成的"超激素"。他莫西酚的效果是摧毁雌激素受体，而已烯雌酚会导致子宫颈癌。如果你强迫雌激素，你产生催乳素（一种垂体激素引起乳汁分泌并中止排卵）；这就是你的乳汁如何干枯的。今天他们用了一种称为parlodel的药物，即一种多巴胺激动剂，也能阻止催乳素受体。他们认为这是安全的。这是一派胡言。它根本不能养育身体，而是伤害它。

苏珊·索马斯：我开始了解我的病史了。我在20岁刚出头就开始子宫颈涂片检查，那时候我太年轻了，没去问干什么，也没问为什么。我现在觉得是因为我注射了停乳药。接着，我又用了20年的避孕药。

威利：哦，我的天啊，用了那么长时间的避孕药！美国就有1600万女性在吃避孕药，其中大约三分之二的人有更年期综合症。这种药物决不可能改善目前的危险，使女性在更年期前、中、后恢复健康。我们的证据显示，充其量，它能掩盖即将发生的疾病，加强乳房、肝脏、盆腔内低水平雌激素的增生。避孕药含有比常规标准激素替补更高剂量的合成雌激素。根据"女性健康倡议"，同样量的妊娠素也导致了更高的血栓发病率。美国女性的避孕药使用量是全世界女性总和的5倍。从健康角度来看，是非常非常不好的。逃避母乳喂养，避孕药又在我们的避孕中起关键作用；从程度上来讲，母乳喂养缺乏，导致了我们乳腺癌的高发病率。

苏珊·索马斯：母乳喂养对我们的健康如此重要？

威利：母乳喂养增强了婴儿的免疫力，使他们不受外因如细菌等的侵扰而死亡，由于母乳喂养使得母亲本人不得乳腺癌。2002 年 6 月。英国医学期刊 *The Lancet* 得出结论，有过生育的女性，乳腺癌发病的危险率减少 7%，28 岁之前生育的再降低 3%。最重要的是，生命中有 12 个月用母乳喂养孩子的，发病的危险率再降低 4.3%；再加上另外的 23%，假如她本人也是她的母亲用母乳喂养的。

必须告诉你的女儿以前没人告诉她的事：第一次怀孕就流产，会增加 3 倍得乳腺癌的机会。不幸的是，对我们来说，这种生理现象似乎看起来命中注定。既然我们知道了关于乳腺癌夺取我们亲人的生命的知识，让我们不要重复过去的错误。柳叶刀和成千上万的其他文献清楚地告诉了我们避孕药、不用母乳喂养与绝经期癌症不可分割的紧密联系，以前可没人告知我们这一切啊。生儿育女是你可以明智地采用的要素。否则，避孕药将摧毁你。

苏珊·索马斯：子宫切除又是怎么回事？我因为严重的增厚而切除了子宫，不是癌症，甚至不是癌先兆，但我有乳腺癌的病史。医生警告我子宫增厚并有患癌症的可能性。我没有其他选择。

威利：癌症不会这样机械地移动。有乳腺癌的女性可以查其他地方的淋巴结。1991 或 1992 年《新英格兰医学杂志》说，如果乳房有小如笔尖的癌肿，那么在骨头或骨膜里可能已有癌细胞了。但现实并非如此。

苏珊·索马斯：我没听说过。

威利：我认为这是干细胞改变的全身现象。乳房内的干细胞产生了癌细胞，而腿部的干细胞也会在乳房内产生癌细胞，这就是转移现象。这就是为什么我首先要用雌激素和孕激素让女性子宫大量出血，然后再切除，因为当它们被切除时，只是证明被切除了，人体没有受到保护，你还没有得到正常的生理循环。我讲清楚了吗？我只是想和你讨论，而不是吓唬你。

苏珊·索马斯：是的。那么，过量出血怎么办呢？

威利：用威利配方。我们用更多的雌激素来解决这个问题。医生在医院里都用静脉注射药来止血，但我觉得要用生理循环来挽救你的子宫。通过生物同体激素替补治疗来补充更多的雌激素和孕激素，让你的大脑认为你还有和年轻女性一样的生理周期。最逻辑的结论来自于我对此八年的研究，你必须补回你以前所有的。

女性的子宫切除成了常规手术，但如果女性周期性地服用生物同体激素的话，我相信子宫切除术就会少得多。

苏珊·索马斯：但是，如何弥补避孕药带来的伤害呢？能弥补吗？

威利：避孕药的情况可能更严重一些，但如果你每天坚持用衡定剂量的生物同体激素的话，大脑能重新认识生命周期韵律。如果不坚持衡定剂量的话，大脑不可能接受，也就产生不了预期的效果。细胞出现的一切都通过基因活动于受体水平之上，激素周期韵律创造了那些受体。

苏珊·索马斯：我不得不说这和很多医生的观念大相径庭。他们说过量的雌激素增加后导致内膜大出血。

威利：对不起，他们错了。前提是，在出血过程中，雌激素过量是一种误导的特性。当雌激素慢慢地、大量地以不变的方式进入的时候，不可能达到高峰的事实意味着它从来不会刺激孕激素受体。这“过量”吗？不确切的。这是违反周期韵律的。我做的是科学研究。你想要的是正常的细胞凋亡——也就是说，细胞的死亡，释放它们（来月经），然后重构它们（重构内膜为胎儿的来临做准备）。每位女性每月都经历这样一段过程，表示她还在生产激素。这需要雌激素高峰和孕激素高峰。如果不这样的话，癌细胞就会增生。

我们要准备生儿育女。这是大脑所知道的。这是我们人类的工作。

让我告诉你人的大脑的威力吧！我在华盛顿的一次研讨会上与一位女士交谈。那位女士告诉我：“我有乳头压痛。”我说：“你参与威利配方几个月了？”因为在使用生物同体激素乳液的头三个月里你会感到乳房疼痛，就像你又回到了青春期。你的体内被唤醒了。她说“三个月”。然后我说：“本月底疼痛就会消失，因为这就是我在小组诊断中所看到的。”然后她说：“我没有乳房，我做了双乳切除术。”

苏珊·索马斯：那又是什么意思呢？

威利：这是形态学领域的问题。你的大脑得到激素和在正确的周期循环时不知道你的乳房或子宫已经被切除。大脑与这些器官对话时，它们似乎还存在。如果激素服用得当的话，它们能改变人的现实。参与威利项目的那些子宫被切除的女性甚至还能感到经前阵痛。这证实了生物学家谢尔德拉的研究，他是研究形态学方面的专家。

苏珊·索马斯：因为大脑不知道子宫已经被切除？

威利：是的。假如激素使用得当的话，你的体内会认为你完好无损。你知道这意味着什么吗？这是心理神经免疫学里的一大部分。

苏珊·索马斯：那么，女性是如何让她大脑感觉到子宫确实还存在的呢？

威利：我们必须推算出上次月经的第一天，即使是不正常的出血。因为大脑是韵律周期的一个部分。那么多参与威利项目的女性失去了她们的子宫，她们无法准确地告知上次月经的第一天，而且我们还用的是阴历。对曾经得过癌症的女性来说，我通常在第 14 天开始给她们服用，因为假如她们还有肿瘤的话，让她们在第 14 天开始服用雌激素和孕激素，她们首先得到的是雌激素，然后是孕激素的爆发，这样就没有了肿瘤的发作。

苏珊·索马斯：那么，血液检查怎样呢？

威利：第三个月抽血，主要是看第 12 和第 21 天的血液情况。三个月前检查是没有用的，因为我们在第一个月才给雌激素，你还没有足够的受体，受体必须经过几个轮回后才能获得对两种激素的接受。这样一来，你得到足够的雌激素后，就能获得孕激素受体。这一过程要两个月。所以，第三个月你做血液测试并观察症状，再根据需要增加或减少你的剂量。

苏珊·索马斯：药用乳膏颇受争议，有些医生不相信它。

威利：问题是用片剂或滴剂的话，两到三个小时就会从人体内排出。用乳膏的话，它能储藏于你的脂肪层内。这样，你就得到了一种激素的标记特征“博动”，你的大脑必须在心跳的情况下才将荷尔蒙认可为激素。将它以乳膏形式置放于脂肪内，每次心跳使血液流遍全身时，你就得到一点激素的冲动。这样，没有人会有高潮或低潮。脂肪基层作为生产系统起了很好的作用。很多女性很瘦,但她们在背部和手臂也会有一点脂肪。通过增加和减少剂量,我们重新创造了“振幅”,这也是内分泌功能的标记特征。我们在第12和第21天通过检测血液中的激素水平能确定这个前提:它们是否吻合20岁的水平。

苏珊·索马斯:你能相信韵律周期循环能使女性避免得癌症吗?

威利:对于癌症是没有彻底的预防的,但可以对此了解。假如你给它所需要的东西,它会停止生长,它需要的就是模拟人体曾经有过的激素的平衡。当你了解了癌症并给了它所需要的东西,它就不来骚扰你。它不再努力想当“第三者”,不属于你的生命形式。在了解了细胞增殖与凋亡后,你会瞄准增殖与凋亡相对的比率。你得到足够的激素,然后再有细胞凋亡,这就是平衡的激素。

苏珊·索马斯:你给了我们很多信息,谢谢您,你的超前意识让我如痴如醉。

威利:我只是想把我知道的知识传播给广大女性朋友,然后,她们就可以自己作出决定来过自己应该过的生活及如何更好地关爱自己。

苏珊·索马斯:你在书中指出早点上床睡觉(晚上9~10点之间)能降低皮质醇和胰岛素水平。这是否意味着熬夜是女性无法减轻体重的一个因素?

威利:是的,这确实非常简单。早点上床睡觉太重要了!

威利医生关于抗衰老的五大建议

- 使用生物同体激素，但要按照韵律周期来使用，正确地使用，不能以衡定的剂量来使用，必须按照周期，就像你当年还生产激素那样。告诉医生你想要的，告诉他们你已经做了调查研究，考虑过自己的选择，你想要激素替补——真正的天然生物同体透皮药膏，有周期地使用，或许一辈子使用。

- 推迟生育、非母乳喂养、注射停乳针和服用避孕药会在不知不觉中对人体带来伤害，应该尽早意识到问题的严重性并积极应对。

- 对于癌症是无法彻底预防的，但可以增加了解。假如你给它所需要的东西，它会停止生长，它需要的就是模拟人体曾经有过的激素的平衡。当你了解了癌症并给了它所需要的东西，它就不来骚扰你。

- 最好的但最容易忽视的减轻体重的方法是早点上床睡觉（晚上9～10点之间），这样做能降低皮质醇和胰岛素水平。

男性与激素

男人一到 40 岁，体内的激素就开始变化，从而对男性的身体、性能力和认知能力起到一定的抑制作用。一旦曾经宽阔的肩膀开始松松垮垮，不时地感觉到情绪低落、易疲劳以及反应迟钝，更要命的是各种健康问题也随之而来。幸运的是，这种失衡可以通过饮食、锻炼身体和替代疗法来调整。

男人也有更年期

男人一旦年龄增大，睾丸素便渐渐损失。曾经活力四射、不知疲倦的你如今还有过早晨起床时就急匆匆地上卫生间的感觉吗？我们有所不知，其实男性也经历一种更年期：雄激素终止。由于环境和激烈的社会竞争所带来的压力，男人也会像女人一样，经历情绪和身体状态的不停波动。

男人一到 40 岁（有时还会早一些），激素就开始有所变化，从而对男性的身体、性能力和认知能力起到一定的抑制作用。对于一个典型的中年男人，最能表明其体态特征的就是其日益增长的“啤酒肚”和一身松垮垮的“赘肉”，这其实就是体内激素不断衰退的标志。一旦曾经宽阔的肩膀开始松松垮垮，我们的“幸福指数”就开始下降了，我们会不时地感觉到情绪低落、易疲劳以及反应迟钝，更要命的是各种健康问题也随之而来，比如说性冷淡、前列腺疾病和心脏病。所有的这些状态都直接地和激素失衡有关，而这种失衡是可以通过饮食、锻炼身体和生物体激素替代疗法而改变的。

对于那些正经历激素衰退期的男性，即使有一种解决的办法，他们中的大多数也还是会选择隐藏、逃避或是临阵脱逃。他们为什么会有这样的表现呢？可能是因为从某种程度上，他们都一直认为“男人要有男人的气概”吧！每当我看到那些岁数大的男人经常承受着激素衰退折磨的时候，我就感到很难受，我觉得他们是可以不这么痛苦的。你可以发现，即便是他们思维迟钝、尿频尿急和离坟墓越来越近，他们也不愿承认这一切。对于正处于这种状态的男性，我想再说一次，这是可以通过治疗而改变的！

真实的男性更年期

男性更年期，或者说是雄激素终止，如今已得到了越来越多的人的承认。具体地说，就是睾丸素、脱氢表雄酮（DHEA）和生长激素逐渐而又显著缺乏。这会对睾丸功能产生缓慢而又无情的影响，最终会影响到睾丸素的生成。

女性们会在两年时间内丧失90%的激素，这会表现在我们的面部。大多数女性朋友们会尽最大的努力去缓解这种症状。而对于男性，则需要10～12年的时间流失掉这么多的激素。这个过程是有点缓慢，因此导致的事实是他们把这些症状归因于年龄的增大。大部分男性意识不到衰老就是因为激素的不断缺失，这个衰老的过程是可能被放慢的，是可以用生物同体激素替代疗法（BHRT）予以改变的。由于每种激素生长都会有一个“暂停期”，所以说，正如同更年期是女性生命中的一个部分，男性更年期也是男性生命中的一个部分。如今男性更年期的说法正日益被医学界所接受，可我们的国家和这个世界却仍然有那么多医生不愿承认。但是，看看你的周围吧！有些男人已经改变了，特别是那些年轻人。

下面是观察总结出的男性更年期症状：

- 精力不够
- 易疲劳
- 骨质疏松症
- 抑郁症
- 焦虑症
- 勃起障碍症
- 阳萎

一旦男性懂得了生物体激素替代疗法的好处，那么，生物体激素替代疗法中的激素有哪些呢？

睾丸素

睾丸素是一种让男人充满活力、身体健壮的激素。大多数医生意识不到男性会在30出头的时候睾丸素就开始下降，也意识不到这是一个长期而又缓慢的过程，会持续很多年。男人到70岁的时候，体内所含有的睾丸素只有他30岁左右时的一半了。

大多数的小伙子们认为只要他们还能"雄起"，一切就都还好。对于大多数男性，这种"雄起"其实是自己还能行的最后标志。但在此之前，你已经历了体内元气的普遍损失。你是不是经常觉得自己有点劳累、虚脱无力？当你的"啤酒肚"慢慢起来的时候，你的医生开始告诫你，"要注意胆固醇了"，并给你开出一些抑制和降血压类药品。意识到睾丸素缺失是一个很严重的问题，这是非常重要的，因为这使得患心脏病、前列腺癌和老年痴呆症的风险大大增加。

睾丸素是一种“合成代谢类固醇”，可以用来增强骨骼和肌肉。心脏是人体中最大的肌肉组织，因此，睾丸素对于保持心肌强健有力的脉动是至关重要的。睾丸素也能通过保持胆固醇和血压下降来保护心脏。男性慢慢变老，以及与年龄相关的睾丸素下降，与男性患心脏病的可能性紧密相关。睾丸素会有助于心脏状况的改善，比如说可以控制心绞痛，增加流往心脏的血液。

性欲和性能力的表现就是由遍布在神经、血管和生殖器官中的睾丸素受体部位的刺激而产生的。

睾丸素对于人体的骨架也是非常重要的。没有它，肌肉就会开始很明显地萎缩。一个正处于睾丸素缺失状态下的男人，即使整天忙于工作，也会一无所获。若没有睾丸素，强健你的肌肉就是一句空谈。

除此之外，睾丸素还能通过其他的方式保护你的心脏。举个例子：它会有助于预防心绞痛（一种由于心肌缺氧而造成的心脏疼痛或是不舒服）。有趣的是，男性慢慢变老，与年龄相关的睾丸素下降同男性患心脏病的可能性紧密相关，也能说明一些问题。

性欲和性能力的表现就是由遍布在神经、血管和生殖器官中的睾丸素受体部位的刺激而产生的。睾丸素过少会导致男性生殖器官的萎缩，不过，这也能通过激素替代而得以改变。

睾丸素是人体中能告诉大脑“一切都好”的一种激素，它会向大脑传达出“这个人还依然年轻”的信号。到目前为止，你知道了生物体激素替代疗法就是让你永葆青春、保持健康的秘密。不过，我很难理解为什么男性不肯去尝试一下呢！我相信这其中最主要的原因就是医生只了解女性的激素体系，而不太了解男性的激素体系。

对于40岁的男性来说，睾丸素的缺失是所有激素缺失当中最为普遍的。记住：对性生活很冷淡或是不想要通常就是激素缺失的最后表现。

在此之前，男人身体和心理上会有以下我们所已知的变化：

- 肌肉萎缩
- 失重
- 体力下降
- 勃起障碍
- 易疲劳
- 抑郁症
- 易被激怒
- 胆囊问题
- 乳腺增生

我们可以通过测试血液和唾液的成分来确定睾丸素的含量。对于男性来说，理想的睾丸素含量应当在6000～9000皮克/毫升之间，大部分年轻健康的男性基本上都是处于这样的一个水平。

如果你的睾丸素比较少，一个合格的医生能够建议你用生物体激素替代疗法去治疗。治疗的形式多种多样，可以是服用药片、乳清剂、凝胶剂、舌下含服药片、菱形剂，甚至可以打针。所有的睾丸素产品都是需要处方的。正确的治疗能够将你的睾丸素水平维持在一个正常的范围,以便你能体验到状态的好转。

睾丸素和前列腺健康

男人在大约50或60岁之后,就可能体验着前列腺肥大或是有炎症的症状,这些症状最突出的表现就是影响男性精液的生成。前列腺相当于女性乳房,它有着很多如同女性乳房内的各种腺体,正是通过这些腺体,睾丸素为生产精液提供养分。若没有睾丸素,前列腺问题就会产生:生产精液的养分没了,精子也就无法产生;没有了精子,也就没有性爱!年轻人似乎总是"精"力无限,他们与前列腺疾病根本就沾不上边,更不可能得上前列腺癌。之所以如此,就是因为他们体内各种激素很充足,当然也包括了睾丸素。

前列腺疾病如此普遍,使得男性们都希望随着他们年龄慢慢增长,通过某些方法去解决此种病症。其实,这无需大动干戈,只需当男性们感到略有轻微症状之时,用生物类激素替换疗法,就可以把前列腺问题消灭在萌芽之时。

一旦前列腺开始衰老、萎缩,发病的可能性就开始有了。如果你小便疼痛或是夜间尿频,就该去检查一下。因为你的身体已经告诉你,危险就在眼前。前列腺肥大只是你身体每况愈下的一个开始。在此我要再说一遍:年轻人是不会有前列腺问题的,他们似乎总是"精"力无限,与前列腺疾病根本就沾不上边,更不可能得上前列腺癌。之所以如此,就是因为他们体内各种激素很充足,当然也包括了睾丸素。所以说你的前列腺有问题还有另外一个征兆,就是你的雌激素和睾丸素的比例也一定是处于失衡状态下。

睾丸素替代将会使你再次感受年轻,享受到无比的惊喜和健康快感:不再有心脏病的困扰,不再萎靡不振,不再有前列腺疾病,不再有性冷淡,不再有松松垮垮的赘肉。

医学界目前普遍持有这么一个观点,就是前列腺肥大会因为睾丸素的原因而加剧恶化。如果一个男人做一次提高的 **PSA** 测试,就是说他会被立刻取走睾丸素,或是服用一种激素抑制类药物以停止所有的睾丸素生成,接下来会发生什么呢?

前列腺肥大的主要原因是前列腺中的细胞过量繁殖。当许多医生还认为是过多的睾丸素会恶化 **BPH** 时,大量的研究已证明了睾丸素不是危险的因素。事实上,最新的研究已证明,过量的雌激素会使得前列腺中的细胞大量繁殖。一些具有新思维的医生正对目前的医疗标准持怀疑态度。他们认为睾丸素是生命的动力。拿年轻人来说吧,只要他们体内激素分泌旺盛,就不会有前列腺问题。只有睾丸素处于缺失状态之时,问题才会出现。

米勒(**Miller**)医生在他的《长寿革命》一书中说,有证据显示,前列腺疾病肯定会因为睾丸素的下降而增加发病机率。当人体中的睾丸素含量处于顶峰时,前列腺的机能障碍发生机率是最小的。米勒医生还认为,保持健康的睾丸素水平是一个人保持其前列腺健康的最重要的事情之一。最新的研究也表明:睾丸素过少,是造成前列腺机能障碍的罪魁祸首。

前列腺癌非常让人忧虑。大多数研究人员认为较多的睾丸素本身并不是致癌的有害因素。然而,一旦出现癌症,有人就会认为是睾丸素促进了癌细胞的生长。基于此,许多抗衰老医生不情愿使用睾丸素替代疗法去治疗目前的前列腺癌。可是，在欧洲医学界，思想更为进步，他们已经把睾丸素作为治疗前列腺癌的手段，并取得了丰硕成果。很显然，我们需要更多的研究，因为这可以让你思考：为什么拥有充足的睾丸素的年轻人是不会得上前列腺癌的。因此，对年纪大的人进行睾丸素替换，似乎就是可行而有意义的（就如本书中所采访的医生所同意的）！

雌激素

男人之所以是男人，是因为他体内一定含有雌激素。如果体内的睾丸素含量高于雌激素，并维持在一个适当的比率，男人才算是一个“真正的男人”。男人一旦老去，睾丸素就会下降。随之而来的，就是雌激素多于睾丸素。如此下去，男人也就不再是“男人”了。从这一点上说，他已不能“雄起”，他的身体特征已趋向女性化，胃开始变得松垮，胸肌也已不再有曾经的强健，就连声音也变得又尖又软。随着精力和体力的不断下降，对身边的很多事情已不再努力争取，而变得随波逐流！想必我们已从我们认识的男性或是从我们的父辈当中看到了他们的日渐消沉。因为他们再也不是当年的小伙子了。我们有所不知，过了50岁的男人其雌激素的含量往往要高于同等年龄女性的雌激素含量。男性体内过多的雌激素会增加患心脏病和前列腺炎的风险，更糟糕的是，过多的雌激素还会抑制睾丸素的生成。

雌激素在男人体内是一种非常重要的激素成分，就如同雌激素对女人一样重要。但是，睾丸素和雌激素之间应当有一个适当的比率，这是非常重要的。如果男性过于肥胖，其雌激素就可能过多，因为脂肪细胞也会生产贮存雌激素。而且，由于周围环境中含有的雌激素化学物品的存在，比如说用得很普遍的杀虫剂也能导致雌激素的失衡。许多研究者将这些具有化学成分的物品同美国男性的日益增长的不孕和阳萎病症联系起来。因为雌激素的增长会刺激乳腺细胞的快速增长，进而促成前列腺的肥大。所以说，让一个合格的医生应用生物体激素替代疗法，对睾丸素进行替换是十分重要的。一个博识的医生应该知道可以通过其劳动量测得睾丸素的情况，还可以测出雌激素的情况。

男性体内雌激素占据优势或是过量会有以下表现：

- 掉头发
- 头疼
- 乳腺增生
- 体重增加
- 易怒
- 肿胀

男性体内过剩的雌激素可以抑制下去，从而实现体内激素的再次平衡。对于男性来说，有效抑制雌激素的方法有：正确的饮食习惯，定期的体育锻炼或者使用一种比较天然的睾丸素、雌激素。

黄体酮

男性体内也会分泌黄体酮。尽管在睾丸和肾腺中只有极微小的量，但其对男性的激素健康是至关重要的。同时，它还可以平衡男性体内逐步增强的雌激素水平。

黄体酮在人体中是一种对皮质醇、睾丸素、雌激素和其他激素具有先质作用的激素，也可说是它们的结构组块。所有的激素水平都会随着年龄的增长而下降，黄体酮也不例外。但黄体酮的下降会导致其他激素的缺失。一个人若长期处于压力之下，就会造成黄体酮的进一步缺失，因为压力会使对皮质醇的需求增加。

如果黄体酮过低或是缺失，你会感觉到以下症状：

- 精力不够或是易疲劳
- 性冷淡
- 肥胖
- 前列腺肥大

为了平衡过量雌激素的影响，那些过了 40 岁或是更年轻一点的男性，应当保持黄体酮的含量处在一个自然的水平；对于那些曾有过前列腺疾病或 BPH 的患者来说，尤为如此。

甲状腺

甲状腺失衡对于各个年龄段的男人和女人来说都是相当普遍的。健康的饮食和一定的身体锻炼对于促使其平衡是非常重要的。

如果甲状腺过低，就会有以下症状：

- 关节僵硬
- 怕冷、怕热
- 易疲劳或是精力不足
- 肥胖或是减肥困难

- 体温偏低
- 注意力分散
- 便秘
- 面色苍白,皮肤干燥
- 面部、手脚臃肿
- 消沉沮丧
- 焦虑
- 易怒

激素均衡

目前令人欢欣鼓舞的是,这种男性激素失衡的病症是可以成功而又安全地予以治疗的。与女性比起来,治疗男性的激素失衡则要简单得多。但由于男性不像女性那样会有一个周期,所以决定用多少适当的替换量则是一个问题。雌激素太多、睾丸素不足、DHEA 值快速下降以及 HGH 值过低,都是可以被控制的。人到中年时缺失睾丸素,人就会感觉到由于生活不堪重负而消沉沮丧。

而对于女性,我们不是要盲目地提升其激素水平,而是要极力保持她们处于最健康的状态。当你感觉到你处于身体的顶峰状态时,正是你保持相应激素值的时候。

我们可能通过血液和唾液测量来测得男性的激素水平。当雌激素增加、睾丸素下降之时,人的血液就会体现出来。测试的结果非常重要,因为它能确保睾丸素替代量对男性是否适度。

对于女性来说,目前没有一种可以包治百病的"灵丹妙药"。因为人与人之间都有所不同,这需要具有一定医术和一定理念的医生通过望、闻、问、切的方式去获得病人的实际状况。这就是你必须要找一个合格的抗衰老医生的原因。如果医生操作有问题,睾丸素替代就会没有效果,甚至会导致睾丸素和雌激素比值更低。如果你试图得到令人满意的结果,某些人可能会把替换的剂量加大到有害的水平。不过不幸的是,这并不管用,甚至还可能会出现意外。你要记住激素替代疗法可不是闹着玩的,剂量不可以太多,也不能太少。你必须搞清楚什么样的量对于你来说是最合适的。如果你了解你的水平是何时处于适当的均衡状态,你的身体将会感到比以往更好,你将会体验到如同年经人般的青春活力。

让我们用一个能跟得上时代潮流的 Larry. G. 的一封来信结束这部分的内容。我想你会喜欢上这个人对你所说的话,他的健康就是最好的例证。

亲爱的苏珊:

我刚过了 65 岁,就越来越感觉到老了,不中用了。当我拿起电话,我记不起我是在和谁通电话。我不明白在家中的时候,我到一个房间是要做什么。我记不住妻子告诉过我的送我回家的人。我什么都记不住,哪怕是我最亲密的朋友的名字。

我非常喜欢我的床,可是夜里我却睡不着,无端地淌虚汗,这样又导致我白天老打瞌睡。平日里由于我脾气不好,因此也没有什么同事和朋友。我身上的肌肉都是松松垮垮的,由于我胃有问题，我就从没有做过减肥锻炼。

我注意到我手上的皮肤慢慢变得稀薄，开始像我爸爸的手了。关于吃的方面，为了补充体力，我只吃一些简单的低碳水化合物类食品，可怜的是就这些东西也让我体重一直增加。在夫妻性生活方面很冷淡，都没有什么感觉。即使偶尔有那么一次，也不会持久，很快就会结束。正是这些问题，让我开始真正审视我自身以及我的身体状况和一直以来我苦笑着的健忘症。回想一下，我正在慢慢变老，好让人痛苦呀！我想这也是人的身心状态下降的一个警告：身体器官的老化、老年痴呆或是任何其他类型的老年病。

我和我妻子从高中时代就好上了，所以我们在一起生活的日子很有年头了。我们一直都情投意合、自然默契，所以我们俩都决定踏上你书中所说的“性福之旅”。

我妻子首先进行了生物体激素替代疗法，很快就感觉不错。之后我也开始了。你要问我现在感觉如何，我可以告诉你。从前我从没感觉到我的身体有现在这般好，甚至都超过了我年轻的时候。我觉得我整个人都年轻了许多，可能像我30岁左右的那个时候。以我现在的体能，我能做很多事情，因为我强健的肌肉又回来了！我对性生活的渴望比原先更强烈了，我的妻子总是很惊喜地看着我的巨大变化。

如今我已经成为一个喜欢远足健行的傻老头，为了释放多余的能量,我需要径直地去爬山。生命中我第一次体会到了我可以做我喜欢做的事。

当我进行每年一次的抗压测试体验时,我再也不像往年那样,相反,我的健康状况要好过以往百分之二三十。

我的医生目前也在读你的书,并在向他的病人推荐。

我需要用睾丸素来强健我的肌肉,我的大脑需要它来达到顶峰状态。我不知道这种疗法最终会怎么样,但我目前很喜欢我的朋友称赞我的非凡表现。我的好多朋友都认为我做了整形手术,因为我没有什么皱纹,皮肤健康而有光泽,脸部变得丰润。

但大多数医生告诉我不要进行这种疗法。他们说,人生老病死皆由天定,人类对睾丸素和人类生长激素还没有足够的认识,你所服用的大部分营养补充品还没有完全被科学所证明,你为什么还要这么尝试呢?

听了这些话,我决定不再理会那些医生。我要去寻找那些年轻又有创新思想的医生。医学界的新时代不会是那些胆小的什么都不敢做的旧学派时代,应该是受古老的东方思想影响的一种顺势疗法的时代。在这个时代里,治病不是以掩盖的机理去治疾,而是要标本兼治。可以想象一下:如果医药公司一直生产出能彻底治愈疾病的药,那他们很快就会没有生意可做,他们的那些老板们将会非常不安。

上帝让我哪天去见他,我不可能会迟一天,我也不可能无灾无病。但是，我要享受生活给我们的快乐。现在的这种快乐，是我以前不曾有的，也是我的一些朋友不曾有的。再看看我的这些老朋友，一个个动不动就发牢骚，真的是让人讨厌。可笑的是即使他们的身心状况正每况愈下，他们还看不起我尝试的这种疗法。

苏珊，我真的想把我所有的赞誉都送给你，你让我愉快地度过了人生中的夕阳岁月，你给了我年轻的生命之源呀！

时逢40：更年期中的布鲁斯

为了我的读者，接下来我要讲述一段我儿子布鲁斯和我之间的谈话。布鲁斯一直是个思想比较超前的人，就像以前的我那样。但他曾是许多经历男性更年期中的一员，那时他无论是在工作还是在生活中，都不堪重负。如果你是这样的母亲，我与 Bruce 的谈话可以为你提供一些参考。

苏珊·索马斯：布鲁斯，你是多大开始服用维生素的？

布鲁斯：13 岁。

苏珊·索马斯：那时候确实让我紧张了一段时间。

布鲁斯：我知道你紧张的。当许多孩子都在读《指环王》和《蝇王》的时候，我已经读过了 Earl Mindell 的《维生素圣经》，我现在需要了解更为具体的东西。表面上我似乎悠闲得很，其实我已经开始担心将来的生活。我现在仍然记得在我很小的时候，我体弱多病。伤风、流感和支气管炎我是挨着个得呀。我是一直记得那个曾经多病的我呀！我开始服用的第一种激素是一种叫做脱氢表雄酮（DHEA）的药丸。

苏珊·索马斯：当时你多大？

布鲁斯：33 岁，是我的医生建议我开始服用的。血液测试告诉我，我的脱氢表雄酮(DHEA)值很低。

苏珊·索马斯：你认为这是由于压力而引起的吗？

布鲁斯：我想可能就是这个原因吧。我想我一直处于压力之中，从我上研究生那时起，以及随着我的两个孩子出生，我熬夜是家常便饭。你知道我是个很懒的人，不愿让自己活得太辛苦，尽管那么拼命的人在这个竞争激烈的社会中比比皆是。

苏珊·索马斯：除此之外，我也想特别强调一点，年轻人就是要去赢得、去实现自身的价值！

布鲁斯：的确如此。你也知道，我目前所选择的研究领域并不是我真正想要做的。我知道这与讨论激素不太相关，但你很难明白我是何时经历过那些被认为是由于生活的教训而带来的压力的。万幸的是上帝或是某种力量一直为我保驾护航，让我不仅仅抚养大了我的孩子，还一直为他们所祈福。

苏珊·索马斯：是的。所以你一直很劳累。这会儿你累吗？

布鲁斯：睡觉的时候，为什么不好好休息一下呢！要知道在工作与照看孩子之间，我每隔几个小时就必须起来，这对于我来说太平常不过了。那种事情似乎跟我根本就没有关系。有的时候，我也觉得需要点兴奋和性生活来调节一下，但我太累了，以至于我什么都不想干。我的医生艾伦(David Allen)曾问过我这样的一个问题："假如你看到某个美女正在大街上散步，你会注意到她吗？你会想入非非吗？也就是说如果你可以的话，你会和她约会吗？"

苏珊·索马斯：你是怎么回答的呢？

布鲁斯：我说当然会了。于是医生接着说："好，很好，是个好的迹象。"

苏珊·索马斯：在写这本书的时候，我就已经了解了男性的更年期问题。听起来这种现象似乎碰巧发生在你身上。现今你的激素水平是处在最佳状态吗？

布鲁斯：是的。我早就觉得有所变化。我的爱好是骑自行车，如果在自行车比赛中服用激素，这是绝对违反规定的。即使是一场业余比赛，也是如此。作为我来说，首先我从不隐瞒我服用激素，因此当我比赛的时候，我会告诉大家我是为了健康而去挑战我预定的目标的。在自行车比赛中，你是很难和其他的队员保持在同一序列中的，即便是在平时训练的时候，大家都争着向前冲，几乎是一个接着一个。我是不可能和最强的相比的，但我会一直保持在靠前的位置。

苏珊·索马斯：你怎么就有信心那样做呢？是谁主张你去注射的？

布鲁斯：这次又是艾伦医生的主张，他是基于测试后推荐我这样做的。但对于我自己来说，我的主要动机就是想好好做体育锻炼。所以从根本上说，他是一直想让我达到一种比较适合我这个年龄阶段的平衡状态。他从没试图让我年轻到25岁，因为那太荒诞而又危险。正因为事事都有个度，艾伦医生一直在努力让我年轻个5～7岁。当然这首先是在心理上年轻，然后才会表现在外表上。这就是好处呀！

为了通过夏天的训练，我需要花整个春天去准备。作为自行车训练的一部分，你要去爬山。我现在已经知道了什么样的季节就应该用什么样的速度去爬，因为我爬的次数太多了。现在我的自行车比赛水平要好过夏天最顶峰的时候，更好过5年前。

苏珊·索马斯：那可能是因为你是一个比较优秀的自行车手呢，还是因为你刻苦的训练加上健康的养生生活呢？

布鲁斯：我想这是和我的刻苦训练和健康的养生观相结合有关吧。不过，我确实有坚强的意志力，而且也很聪明。人们认为激素和维生素纯粹是一种对人的身体健康有好处的东西，其实它对于帮助端正态度、控制自己的情绪一样有着重要的作用。通过服用各种维生素和矿物质，我觉得我如同上了发条一样去努力地工作，就好比我骑自行车的时候。

很多人可能认为服用过生长激素后，只是会感觉到肌肉块变大，动作更加敏捷。但我确信你的肌肉只会更加的精瘦，你会慢慢地变得苗条。目前，我的腰间确实还有一些可爱的肥肉，但是生长激素已经配合着我的锻炼重塑了我的身体。我老婆也这么认为，我是不是很性感呀？

苏珊·索马斯：由于我定期地练瑜珈，我再也感觉不到身上的疼痛。我们的锻炼确实刻苦，但生长激素则让我们表现得更为优秀。

布鲁斯：参加环法自行车赛就是下面我要讲的一个最棒的例子。它就像一场自行车式的马拉松，只不过要比 3 个星期。我想有一天人们终会明白，人是需要吃一定量的睾丸素和人体生长激素的，毕竟，它是一种全新的东西！

苏珊·索马斯：我也曾想到过那些超级运动员，就比如说在环法自行车比赛中的那些人，他们在训练中所受的压力是何等艰苦，其正常的激素值会因此而被打乱。如果有人需要额外的补给，那么就会是这些运动员，因为他们所受到的压力太大了。

布鲁斯：阿姆斯特朗（Lance Armstrong）的比赛策略就是将你身体的潜力发挥到极致，但又不会突破人体的生理极限。如果你突破这个点的话，你身体的所有脂肪都会消失，你就会失去作为一名自行车手而具有的继续保持提升你自己技术水平的能力。如果你非得这么做，你的免疫系统就会变得很脆弱。在比赛的时候，大家都会相互注意。当你的对手捏鼻子或是打喷嚏，这就会给你一个心理优势。你在想，哦，他们感冒了，估计3个星期都不可能痊愈。

苏珊·索马斯：对于像阿姆斯特朗那样的人，既懂得激素替代疗法的好处，但又因为服用违法而不能从中受益，这真是太让人沮丧了。你的朋友是如何看待你目前的治疗的呢？

布鲁斯：我有一个很特别的朋友，他是自行车队里的一个队长。有一次他生病，他就去找了艾伦医生。我当时建议他做一个维生素IV的理疗，这可比我所服用的青霉素要有效多了。记得有一次这个朋友和艾伦医生谈话，他这样说："我不知道你是怎么治疗布鲁斯的。你知道我是个专业选手，但每次和他一起骑行的时候，他总是能跟得上我。"我知道他是在开玩笑，但我能感觉到他是想拥有这种能量的。无论是在体育运动中，还是在生活中，感觉到年轻，就是个宝呀！我也不想放弃西药，可能某一天我得了心脏病，或是老年痴呆，遭遇车祸，我还是非常感激西药的。要是没有西药的话，我可能也活不到今日。

苏珊·索马斯：完全正确。西药在做外科手术、减轻疼痛以及预防感染方面还是比较有优势的。

布鲁斯：然而，对于西药，我所了解的一个问题就是抗药性，而且药效正日益降低。当我们还是小孩的时候，青霉素相当管用。当我们大一点后，它的药效就不明显了，我们只好改用阿司匹林。如今我们又用上了阿奇霉素，但即便是阿奇霉素，它的药效也正在慢慢降低。如今药效最好的左氟沙星,想必以后也是如此吧!

最近我生了一次病,碰巧的是我的主管也生病了,而且症状相同:咳嗽、喉咙痛、头晕加上有一点低烧。我生病时我是不想要任何人同情的,也许是因为我这个人一直很要强吧!后来我去找了艾伦医生,让他用维生素 IV 疗法给我治疗。我想要试试这个方法是否可以将疾病抑制于萌芽之时。当时,我建议我的主管一起来尝试这个疗法,但他拒绝了。治疗后的第二天早晨,我醒来的时候,我感觉到我已经好了,我继续着我的工作,可是我的主管竟咳出了血。

苏珊·索马斯:你打的哪些点滴?

布鲁斯:大约有 25 毫克的维生素 C,是直接输送到我的血液中的。

苏珊·索马斯:与使用抗生素相比,这是一个多么进步的疗法呀!你看你现在是多么的强壮而又健康,头脑反应多么快速而又灵活,做什么事情都是那么完美。

布鲁斯:我们生活在这样的一个世界里,就是人们都想要用一个确切的数据来说明什么对自己有用,什么对自己又有害。西方的理论就是如此,所以大家对经过医学试验的东西都非常尊重,也因此我们要检验我们的血液。现在,数据有了,那就让更多的医生来看看,让那些完全传统的、半传统的、纯粹注重整体疗效的医生和某些内分泌专家都看看吧。知道的人越多,你就会由此而感到欣慰。但是,你需要从他们那里了解到,每一类人中平均有多少人赞同你让他们了解的东西?这个数字都意味着什么?然后还要评价这些数字。至少要去试一下吧,我们很清楚这东西是没有毒性的。如果激素确实让你恐慌,那就先从维生素开始,或是可控性很强的像 DHEA 之类的东西。

苏珊·索马斯:你的健康就是一个活生生的例子。你总是生气蓬勃、出类拔萃,说真的,这可不是因为我是你妈我才这么说的。每当看见你步入一个场所时,全身上下无不散发出一种健康的魅力。

布鲁斯:谢谢。很显然,我们天生就具备一种基因,就是如果我们决定去做什么,我们就可以改善我们的健康状况。我相信下面的这些维生素、矿物质、中草药以及某些激素会给我们带来积极的效果,那种美好的感觉也定会自然实现!

布鲁斯的中草药清单

苍耳果:一种具有消炎和抗过敏效果的草本植物。

玉兰花:一种广泛用于保持呼吸道健康的花。

桔梗:一种主要用于治疗呼吸道障碍、肠道异常、糖尿病和身体损伤的中药。

五味子:一种被认为可以保持年轻的滋补类中药,对皮肤、大脑和改善性生活皆有良效。

当归:常用于改善血液循环,维持肠道健康。

野菊花:常用于改善肝肾内分泌的失衡。

防风:常用于治疗风寒感冒、身体疼痛、腹泻和寒冷。

荆芥:有利于消除毒素,帮助实现人的整体健康。

黄芪:一种用于增强身体免疫系统的滋补中药。

甘草:用于平衡各个草药间的药力,以及保持人体精力。

西潘医生：男性与激素

西潘(Eugene Shippen)医生是一位有影响的、有医疗资格证的家庭医疗医生,曾经做过10年的接生工作。他从事更年期研究多年并写了一本书,名为《有助男性和女性度过激素衰退期困难的睾丸素综合征》。通过这段访谈,你将了解到一些对人的健康和幸福具有前瞻性思考的理论。

苏珊·索马斯:西潘医生,真高兴与您再次谈话。一直以来,大家很关注你的研究。不知道最近一段时间,你又在考虑什么问题呢?

西潘:嗯!最近我一直在考虑硒的价值。硒补充绝对是一种主要的抗癌手段,它补充起来既简单又安全。因此,任何人都应该考虑适当补硒。除此之外,维生素D(特别是维生素D3)绝对也是一种非常有效的抗癌及抗衰老药物,它不仅仅有助于你的骨骼生长和钙吸收,它还是人体每一个部位都需要的一种健康激素。最后,还有碘的替换问题。总之,不论是对于男性还是女性,这些东西都是对人体每日健康起到绝对基础作用的滋补之物。

苏珊·索马斯:说到补充营养,每一次我听到RDA(每日营养素建

议摄取量),似乎量总是不够。是谁制定的这些标准?为什么这些人总是低估我们的每日营养素建议摄取量呀?

西潘:嗯,营养学界一直都非常保守,这种情况已有好多年了。最初每日最小的需求是从整体角度去考虑的,目的是预防营养不良,比如说怎么预防佝偻病、坏血病、维生素 B 缺失。因此,政府用最小的剂量是为了缓解这已为人所知的维生素缺失症。

后来,每日营养素建议摄取量转变成了最佳饮食量。政府认为即使你多吃了,你也会没事。他们从不会真正过多地关注广大民众的个体差异变化,从遗传学的角度说,这些变化是通过人体对维生素的需求决定的。科学的方法就是切实地测出人的激素水平或是缺失的程度,然后再因人而异地测出体内的激素。但很显然,这个费用比较大,也比较耗费时间,也没有人想经历那么无聊的过程。因此,我们应在 RDA 值之上补一补,不过有时对大多数人来说,进行大剂量的滋补也会太多。

这需要一个自然而然的方法,特别是当你开始谈论补充维生素之时。在这里,一个人可能需要比另一个人多 10 倍的量才能达到最佳水平。不过,仅是加大维生素量也是不健康的。

苏珊·索马斯:为什么呢?

西潘:过量的维生素会减少一种酶的产生。举个例子,维生素 B6 对于许多机体功能都是非常重要的,但如果大剂量服用,就会产生神经疾病。当然,若是缺少,也会产生神经疾病。我们周围有很多维生素,只要是适度的量就会健康。但只要一过度,身体就会有所损伤。

苏珊·索马斯:什么是神经疾病?

西潘:神经疾病是一种神经损伤疾病,它会产生诸如麻木、麻刺感、知觉缺乏或衰退的病症。有一种手有麻木感觉的神经疾病，叫做腕管综合症，它的出现就是经常缺乏维生素 B6 的标志。另外，过量的维生素 D 也能产生诸如此类症状的腕管综合症。

大部分人在某些情况下可能需要 10 毫克、25 毫克或是 50 毫克的维生素 B6；少数人由于某种遗传缺陷可能需要 100 毫克或是更多的量。但是，假如每个人都服用 500 毫克，那么要不了多长时间，很多人就会开始有麻木感或是麻刺感。因此，服用太多的维生素也是可能会有一些副作用的，尽管我们的身体是能将之排出的。

每次进行维生素补充时，我都很小心。我想我们所有人都应该服用一种基本的多成分维生素剂。如果你的胆固醇值有点高的话，你的医生应该会一直关注着一些特别的、可能需要更大剂量的、某种像烟酸类的维生素般的东西。我们已经发现大剂量的烟酸确实可以减少动脉中血小板的含量。用来降低胆固醇的抑制素没有任何一种可以减少血小板的含量，只有大剂量的烟酸能够做到这一点。

苏珊·索马斯：很有趣！你认为补钙是否重要？

西潘：如果你的维生素 D 摄入得比较充足，那么这会极大地帮助对钙的吸收，因为维生素 D 总是调节着钙的吸收。所以说，如果你体内维生素 D 不足的话，你也应该切实地考虑降低对钙的服用量。

苏珊·索马斯：很多钙产品中都含有维生素 D。问题是医生告诉我，大部分为女性而生产的钙产品有很多副作用，也就是说会有胃腹胀气。接着，一些媒体几个月以前发出了一篇补充钙是没有用的报道。现在我都不知道该相信谁了！

西潘：钙产品中维生素 D 含量是不够的；400IU（滋补品的国际计量

单位)维生素D是太少了。无论是钙还是维生素D,都不会以营养品的形式而被较好地吸收。

苏珊·索马斯:那么,什么才算是好的补钙方式呢?

西潘:有很多种方式。液态钙或是钙片易溶解。对于一个病人来说,最好的方法就是用水来帮助服用钙片,效果会非常好。如果说钙片直到第二天早晨还没有被消化掉,有可能是被排泄掉了。之前,我们甚至可以通过X光看到这些钙片。咀嚼性的钙柠檬酸盐似乎对胃肠最没有刺激性,也是非常容易消化的。药片形式最能压缩钙质,但会难以消化。

如果你服用了够量的维生素D,食物中提供的钙将会增加很多,你就不需要大量地额外补钙了,除非你平时吃得不够好。

苏珊·索马斯:换一个话题,我慢慢懂得了睡眠以及晚间激素治愈作用的重要性,很多人的睡眠严重不足!

西潘:目前已经有很多的科学研究正在关注男性衰老过程中的激素同步生产问题。举个例子,睾丸素在夜间一般是呈现上升趋势的,在清晨的几个小时里,会到达顶峰状态,进入到白天之后,就会呈下降趋势。

苏珊·索马斯:这对于我来说太一般了,我丈夫目前就在进行激素替代疗法呢!

西潘:你说得不错。男性身体中其他东西也是在清晨的时候很旺盛,这是身体健康的标志。这种旺盛真切地反映着睾丸素的作用。当睾丸素对于男性不是充足的时候,这就是一个非常好的生物标志物,因为他们已失去了清早勃起的能力。但如果你做了激素替换,当初的雄起你会再次感受。这标志着你还健康,可不要老是和性扯在一起哦!清晨激素水平上升其实也并不是特别有作用。它们只是反映着你血管组织和骨盆里神经的敏感性。

当这些机体组织健康时,神经和血管就会反应灵敏。目前已经有证据支持并且显示,在整晚都是如此。男人直到他们早上醒来的时候才会注意到这种情况。但是,如果睾丸素含量低的话,这种情况就不会出现或是出现得不明显。所以说,这是一个测量你的睾丸素含量水平是低还是充足的非常好的方法。

不论如何,如果考虑到大脑和恢复细胞激素替换的重要性,你需要懂得大脑中免疫细胞实际上是可以移动的微小细胞,我们称之为神经小胶质细胞。它们可以监控机体是否受到了感染以及是否有助于抑制受伤后过多的炎症。这些细胞对雌性激素非常敏感。当激素值下降时,这些神经小胶质细胞就不会工作,大脑的炎症就会扩大。

中风后如果存在着足够的雌激素,这些雌激素就会抑制过量的损伤。如此一来,中风的区域就会越来越小,治愈的可能性也就会越来越大。如果中风后雌激素不足,炎症就会越来越严重,会对细胞产生一定的破坏。

因此,无论是男性还是女性,在进行激素(包括雌激素)替换的时候,如果患了中风,中风的范围也会比较小,围绕中风的机体组织的治愈可能性也就大得多。

苏珊·索马斯:这些信息真是太重要了!

西潘:目前的研究已经很清楚,就是由激素控制着中风的损伤区域。

苏珊·索马斯：但是，对于那些正在忍受痛苦的女性来说，一直存在着一些争议。我相信他们真的没有多替自己考虑考虑。

西潘：对于雌激素，我所说的一切对于男性都是真实的，男性从我们的睾丸素和DHEA中获取我们的雌性激素。

苏珊·索马斯：但是，从某种程度上说，如果雌激素下降，雌激素的生产就会超出睾丸素，是吗？

西潘：是的。假如你观测中年男性的雌激素水平，你就会发现它在缓慢下降，但睾丸素的水平会快速下降。有一些男性非常缺雌激素；也有一些男性因为过于肥胖，雌性激素的分泌很好，但没有什么睾丸素。一般来说，有两种睾丸素缺失：一种是外显形的缺失，这时的睾丸已经不工作了，导致你没有充足的雌激素和睾丸素。只要你过了40岁之后，随时都可能发生这种缺失。如果你还不到40岁，那就可能与其他类型的内分泌问题有关了。但是，如果你的睾丸素完全欲失，你就不能分泌出相应的雌激素。除此之外，如果你得的是X综合症，导致当时就变胖或是老年发福，那么就会在脂肪细胞中分泌出雌激素。要知道，雌激素会阻止着睾丸素的生成。

苏珊·索马斯：那么，我们应该怎么对患上这种病症的男性进行病后预测呢？

西潘：我们发现那些具有较高雌激素的男性患心脏病的可能性有所增加。这就是为什么男性必须进行雌激素和睾丸素检查的原因。我把测得的雌二酮作为男性中一种首要有效的雌激素。有些男性的雌激素很高但睾丸素含量低，也有一些二者的含量都低。因此，我们需要以个人为基础进行试验。那些发福的中年男性雌激素很多，他们患中风和心脏病的风险就很高。

苏珊·索马斯：当某个病人进入你的诊室，你是否能一眼看出他目前是什么状况呢？

西潘：你必须查看一下他的病历才能得出一个比较准确的结论。他们年轻时是瘦的吗？现在是不是胖了？或者他本身就一直很胖吗？目前比较奇怪的是，我已经发现那些胖人们的睾丸素一直很少，而雌激素很多，然而他们却依然健康，也没有性方面的机能障碍。他们的身体似乎已经适应了这种平衡。

苏珊·索马斯：我并没有意识到我们的身体能够适应这种平衡。

西潘：是的，对于这些男的来说好像是正常的。如果一个人年轻时雌激素含量低、睾丸素含量高（换句话说就是那种强壮的像运动员的人），而在四五十岁之后变得过于肥胖，那么他晚年的健康问题就会很大。因为他的雌激素水平上升会导致严重的问题。很多男性服用了雌激素转化酵素抑制剂，这是一种能够阻止脂肪细胞里的睾丸素转换成雌激素，对出现的问题进行一定控制的抑制剂。具体来说，它就是可以减少雌激素的产生，但对大脑，它又有什么作用呢？

苏珊·索马斯：是呀，它又对大脑产生了什么样的影响呢？

西潘：男性通过睾丸素中的雌激素转化酵素与 DHEA 相互作用，在大脑中产生我们所需要的雌激素。因此，当你服用了雌激素转化酵素抑制剂之后，你体内的一种具有关键作用的激素分泌就会受到影响，致使你的大脑处于自我修补和自我保护状态。

苏珊·索马斯：那你是怎么看降低胆固醇的药物的？

西潘：降低胆固醇的药物会抑制你体内生产胆固醇的能力。因此，如果我们的胆固醇降低的话，对于降低胆固醇的药物的研究就会有明显减少。如此一来，通过试验，中风和心脏病发生的机率会降低 20%、25% 甚至是 30%。然而，长期的研究并没有使整个死亡率有任何改善。如果你把死亡的主要原因降低 25% 或是 30%，你就不会发现与长寿等值有利的一面。因此，发生了什么事情呢？我们正由于一些其他的原因而使自己变得不太健康，但他们看起来似乎并没有报告造成其他人死亡的原因。

大脑通过本身生产出的胆固醇造就了微小的神经类固醇。因此，当我们抑制身体造就胆固醇的能力时，我们是不是也抑制了身体造就神经类固醇的能力呢？

苏珊·索马斯：你是说降低胆固醇药物最终真的会对我们不利？

西潘：确实如此。像那样的研究已经在做了。降低胆固醇药物对于消除炎症确实有着重要且积极的作用。所以，如今医药公司正在讨论是否可以用来治疗老年痴呆症。记得我曾说过，当激素缺失时，大脑的炎症会加重。是的，他们一直在兜售消炎类的降低胆固醇药物，以减轻老年痴呆症导致的大脑炎症。理论上就是这样，医药公司想寻求一种可以攻克老年痴呆症的药物。

问题是如果你抑制大脑生产自己的胆固醇的话，你也会使大脑不再生产出自身所需要的可以控制老年痴呆症发病过程的神经保护类激素。但如果胆固醇值很低，患老年痴呆症的风险就会大大增加。

胆固醇就是一种很好的防老剂。你知道，它不仅仅是一个中性分子。另外，它也不是一个需要忽略的坏家伙。它的存在有其自身的理由。胆固醇形成了大脑中每个单一的神经类固醇的主要成分。人们所服用的雌激素、睾丸素、黄体酮、别孕烯醇酮以及孕烯醇酮，都是以大脑从胆固醇中生产出的胆固醇结构为基础的。

苏珊·索马斯：心脏病专家所坚持的标准疗法就是使心脏病病人服用降低胆固醇药物，然后进行全面的减肥，目的是为了让胆固醇维持在一个最低水平。

西潘：从某种意义上来说确实如此。醋酸盐来源于脂肪的新陈代谢，它可以通过酶转换成胆固醇，酶能生产出胆固醇，也能被降低胆固醇的药物所抑制。因此，我们服用一种可以使酶不再活跃的药物，那么，我们的肝脏和我们身体的其他组织就不需要生产出太多的胆固醇。

苏珊·索马斯：但是，我的观点是大多数有一定岁数的男性是可以服用降低胆固醇类药物的，他们的心脏病医生已经让他们不再肥胖。这有点太恐怖了吧，这样还叫健康吗？

西潘：不。他们身上还存在着健康的和坏的脂肪细胞。我们也一直吃了太多的加工过的肉类，这些肉类中的脂肪与我们正常的饮食中的脂肪是不太相同的。

苏珊·索马斯：因此，这就是所谓的专门化：一般我们去看医生，只会去找那些有一定专长的医生。举个例子：一个糖尿病医生一般只是擅长治疗糖尿病，决不会是一个啥病都会看的人。

西潘：你说得不错。心脏病专家的工作就是确保你发生心脏病的机率是最低的，这就是他们所关心的事情。如果你的激素从未被替换过，胆固醇就不会对动脉有所损害。因此，如果你有充足的雌激素，你的动脉会被保护起来，不至于被损害。

苏珊·索马斯：嗯。我可以很自豪地宣布，在我的心脏和动脉血管

壁中是没有动脉粥样硬化斑块的。

西潘：你是一个拥有较高雌激素的女性。对于中年男性，如果没有雌激素的话，形成动脉粥样硬化只是个开始。如果将你的卵巢切除，让雌激素处于缺乏状态下 5 年，你患动脉粥样硬化的机率将会是 40%。

苏珊·索马斯：你觉得男性经历这种中年疾病会是什么样子呢？

西潘：对于一个 40 岁的男性来说，刚开始会出现睾丸素的缺失。也许检查出来是很正常的，但这种缺失才刚刚开始。如今像这样的情况大多数人的雌激素也正在缺失。这是很严重的情况，因为，在他们雌激素缺失之前，睾丸素也在缺失着，他们的动脉中会开始出现动脉粥样硬化。当激素处于平衡状态时，动脉粥样硬化是不会形成的，除非是由于一个人压力过大或是受到了感染。而且，目前还有很多种动脉粥样硬化没能得到解释。

在你的这本书中，你要告诉所有的女性朋友们的事情：吃得健康，保持体重，莫吃太多的糖类食物，保持积极活跃心态，注意锻炼身体。

苏珊·索马斯：吃真正绿色的食物。

西潘：是的。吃绿色食物，在大多数情况下你的激素就会处于较高水平。当然，积极的心态也是很重要的。经常获得成功会提升你的激素水平。如果你在一场足球比赛中输了，你的各种激素值都会在比赛后有所降低。获胜者可以说会通过赢得比赛、领取奖牌的方式，使得睾丸素水平大幅度上升。因此，积极的态度——就是那些在我们的工作和生活中促使我们有所追求，并使我们一直保持积极情感的东西，比如说获得了一个你所喜欢的工作等，都会使你的各种激素有所上升。

苏珊·索马斯：这就是医生医术的高明之处。

西潘：那只是评估的一部分，医生还应该了解环境、毒性、压力及所有应弄明白的因素的影响。那远比一项简单的减肥训练项目或者改变生活风格复杂得多。它的起因是多种多样的，从没有单一的研究曾发现一种因素是其主要起因。

所有的这些因素都是健康和抗衰老的一部分。你所注意到的生活风格和激素因素以及它们个体的变化，都是我们所要关注的东西。评估取代所有激素的研究将永远不可能实现，因为激素替代因人而异，所以你不能盲目地研究那些在摄取量上不同的被试群体。

苏珊·索马斯：我很有规律地服用激素，以便创造高峰期。男性的过程怎么样？他们每个月会有一个睾丸素的顶峰期吗？

西潘：不，感谢上帝呀，我们可不要每月都有。我认为应该是存在体止期和高峰期的。换言之，高峰期与我们怎样治疗糖尿病很相似。对待糖尿病，你需要胰岛素替代。我们给它们最基本量的胰岛素，胰岛素的药效很长，会持续一整天。因此，糖尿病患者每一次进食时，他们服用的胰岛素会随着饭量而增加或减少剂量。对于睾丸素也是一样。服用睾丸素也有许多方式，它将带给你峰一谷效果。我们年轻那会，特别是十几岁或二十几岁时，每90分钟就会有睾丸素的峰值，它在峰谷之间循环得很快。那时的睾丸素变化真是一会儿像是到天花板，一会又弹回地板。当到顶峰时，它会激活感受器且使我们精力充沛，使每个女生看起来都很棒。当累了，我们休息了一会，托上帝的福，我们又重新获得能量，再次活跃起来。所以一整天里，每90分钟我们就会心烦意乱一会。

苏珊·索马斯：我一直跟我丈夫讲，是不是所有的男人都好色呀？他说是的。

西潘：他完全正确。男性和女性体内的感受器是用来激活或是关闭的。这就是为什么通常的注射效果不好的原因。

苏珊·索马斯：我有一些男性朋友告诉我说，他们的医生曾告诉他们"有很多的睾丸素"或是"太多"，他们不需要对睾丸素进行替代。在65～70岁时，他们又会缺少，这是否意味着这个比率在某个时候停止呢？

西潘：我告诉你通常的问题是什么：它是性激素结合球蛋白。他们一般不测量它。性激素结合球蛋白随着男人变老而增加，且在某些男性体内大幅度增长。性激素结合球蛋白是一种蛋白质，它阻止睾丸素且防止它发挥作用。所以，你测量总的睾丸素循环时，你可以得到一个很高的水准。但你如果处在性激素结合球蛋白的高峰时，它能完全抵消它。我有一个75岁的老伙计先前来看我。他妻子已没了好多年，最近他交了一个性感丰满的新女朋友，关键时刻却不能勃起。我检查他的睾丸素之前，他是读过我写的书的，他说："我几乎翻遍了你的书。"等到测试结束后，他的睾丸素含量超过900。

苏珊·索马斯：这是什么问题呢？

西潘：我检测了他的性激素结合球蛋白，它超出了量表，非常高。换言之，在一个正常的范围，他超出正常值50%，但他的游离睾丸素却很少。

苏珊·索马斯：游离睾丸素是能够被激活的激素，对吗？

西潘：正是。就这个人来说，他的睾丸是健康的，还可分泌出大量的睾丸素，但没有用武之地呀！所以，他身体的其他部分开始出现问题，没有人意识到或把它归咎于性激素结合球蛋白。有一些自然产品有降低性激素结合球蛋白的功能,也有一些我们所知道的药品会降低它。我对其所做的是使他的性激素结合球蛋白下降,这样一来,他的整体睾丸素也会下降,他的性激素结合球蛋白就会降到正常范围的中等水平,最终他的游离睾丸素又回来了。如今他非常高兴,因为他一切正常,又可以进行性生活了。他是一个快乐的宿营者。然而,现在他的睾丸素总体水平还是比较低的,只不过游离睾丸素正常了。而相对于一个较高的睾丸素水平,他又是有所不足。不过,测出的结果又显示他目前的值又超了。对于我来说,这真是一个新鲜事,因为大多数医生会说:“你分泌得太多了,没问题了。”所以,我想这可能是人体本身、心理因素或是其他东西造成的影响。

苏珊·索马斯:睾丸素像那样失衡时,对男人来说很危险吧?

西潘:嗯,从某种意义说,这个男人的病症在于他骨盆中的血管不扩张。因此,他的游离睾丸素太低的话,他是不可能得到骨盆中的血管扩张而带来的足够勃起的。也因此,他中风或是患心脏病的可能性会增加到2~3倍。这就意味着他大脑和心脏中的动脉血管不会扩张。通过看“伟哥”或是“力伟拉”广告,你就会发现如果你有性功能障碍,你中风和患心脏病的机率就会增加2~3倍,这是有记录的。但它们之间到底有什么样的联系呢?对于心脏、大脑和骨盆的血管睾丸素是一种起主要作用的血管扩张激素。不在外周血管,我们的四肢血管也没有。还有那些主要动脉对于激素也是非常敏感的。

苏珊·索马斯:我们谈一下轻度中风问题。人们好像意识不到自己患上轻微中风,当有相应症状时,只是把它归因于年老、一时糊涂或是健忘。我知道轻微中风是什么样的症状。记得我爸爸中风之前有过几

次轻微中风症状。它能不能被发现且通过激素替换来扭转呢？

西潘：低水平睾丸素的男性会患更严重的中风且危害也大，就像我说的关于雌激素的例子。我所说的是如果你服用睾丸素，你将很快改善心脏所处的环境。我们知道，如果你能让一个男心脏病患者在跑步机上跑步，并给他静脉注射睾丸素，他至少能在血管有任何变化之前多持续1分钟。因此，它具有能够快速存贮一氧化氮的作用，它可是心脏和大脑毛细血管中基本的血管扩张激素。因此，当你任何时候提及心脏和骨盆中的血液循环时，你都可以把它和大脑的血液循环进行联系。

苏珊·索马斯：知道这些对于男人很重要。现在，我们谈谈碘。

西潘：激素与碘之间的联系很吸引人。碘汇集在甲状腺中，因此大部分医生把注意力集中在碘与甲状腺的关系上。但第二、第三大汇集区域是在乳腺和卵巢中。我们的甲状腺汇集着碘，乳腺组织对碘又是非常敏感。你可以将那些患有纤维囊性疾病的动物通过保持碘缺失的方式，去模仿一下这个模式。它们会像如今的那些纤维囊性病症女患者一样，在乳腺中出现纤维囊性变化。密集的乳腺组织会由于碘的缺失而流失，囊性组织也是如此。

苏珊·索马斯：碘是你每天都要补充的东西吗？

西潘：是的。日本人患前列腺癌的人只有八分之一的比率，几乎没有患乳腺癌和肠癌的，他们的碘水平是美国人的8~10倍。通过食用大量的日本豆面酱、大型褐藻和海鲜及其他富含碘的食物，日本人日摄入碘是我们的8~19倍。在我们国家，我们一天摄入的碘不到1毫克。

苏珊·索马斯：随着我们变老，你认为碘是必需的吗？

西潘：是的。补充适量的碘是极其重要的。碘在我们身体中的流失有多种方式,例如我们喝的水中含有氟化物,我们的游泳池中含有氯。因此,我们被"碘状分子"包围着,它们会通过这些化学物质进入我们体内。如果你没有足够的碘,这些类碘分子会在各种组织内存在,导致更大水平的溴、氟和氯的存在。那里本应是碘的位置。这些化学元素不能像碘一样激活细胞功能。事实上,它们还封锁它。身体中每一种激素受体都有碘生活其中。

苏珊·索马斯:是自然的吗?

西潘:是的。每一个激素受体都有一个氨基酸、胰岛素受体、雄性激素和雌激素受体。所有的这些激素受体都会用氨基酸来过滤酪氨酸的残渣。酪氨酸是甲状腺的构件。酪氨酸很容易被碘化,酪氨酸残渣存在于每个受体中,研究者从未研究过。所以,我们需要真正地跟踪我们激素受体中的碘的数量,以便我们的激素正常工作。

苏珊·索马斯:为什么我们现在常感觉身体不尽如人意?为什么我们需要做这些?

西潘:由于我们的不良饮食和环境中的化学污染。

苏珊·索马斯:是我们活得太久了?

西潘:不,不在于我们活得太久。我们的生命超过了激素的健康。激素是伴随着增龄而减少的,是生命的与年龄有关的基石。我认为它们不能扭转衰老,只是使着陆更软一些。

提高与年龄有关的激素减少并不适用于每一个人,它需要一种承诺。有许多专家和错误的信息,但只有一少部分人能真正地找到医生认为的那种方式,这是一块逐渐进化的特别区域。人们问我专门做什么,我说我不是一个内分泌学家,也不是一个内科医师。我只是在人慢慢变老时对内分泌感兴趣的一个医生。这可是一块他人从未涉足过的领域呀！近些年来，老年病学专家一直在进行自我调整，不断帮助那些患老年性退化疾病的人们。

抗衰老运动中的我们(就是那些走在一线研究衰老的医生)将真正有机会在尽早阶段来干预、阻止与衰老相关的缺失和疾病。

绝大多数研究表明，均衡的激素替代会使死亡率有较大改观。当这些激素处在最佳均衡水平时，你是最健康的。你将会活得更久？我想是的。我确信你会在你活着的时候感觉更好。

苏珊·索马斯：好了，就到这里吧。太让人难以相信了。非常感谢！

西潘医生关于抗衰老的五大建议

- 四种抗衰老的补充物包括硒、维生素D、碘和多样维生素/矿物质补充。和你的医生说明要与你身体状况匹配的剂量。

- 大脑的某些结构需要足够的激素，特别是孕酮和睾酮。生物同体激素替补可以使大脑保持健康年轻。

- 雌激素和睾酮的量必须测量，有人某种高有人某种低，有人两种都低。雌激素高的男人得中风和心脏病的几率较高。

- 性激素结合球蛋白随着年龄的增加而上升，导致睾酮浓度下降。睾酮缺乏很有可能是性功能缺乏的主要因素。告诉你的医生这里面的关系，有一些天然产品降低性激素结合球蛋白，也有某些药物。

保持激素水平平衡的方法是吃真正的食品，保持体重不变，少吃糖分，积极锻炼，保持活跃。作为一个胜利者能提高睾酮水平，无论是运动场上的还是生意场上的还是个人生活中的胜利者，都能从胜利中得到睾酮增加。

菲尔贝克医生：男人和衰老的影响

菲尔贝克医生致力于所有年龄的男性和女性的抗衰老治疗，他因病施治。菲尔贝克医生的人生阅历丰富，包括美国海军军官，心理学学士和硕士，外科博士，麻醉师，并担任过数家医院的院长，目前在圣地亚哥一家医院任院长，同时坐诊。他对抗衰老的治疗的激情感染了很多人，从对他的访谈中你可以略见一斑。

苏珊·索马斯：菲尔贝克医生，晚上好！感谢你挤出宝贵时间，我知道你很忙，但请谈谈你的医疗。

菲尔贝克医生：10 年前，我决定转行专门研究“生命质量医学”，因为我发现在治疗疾病的医学和防御疾病以达到人体最佳健康状况之间有一道很深的壕沟，而且很宽，目前的医疗手段与被认为恰当的传统方式差距甚远。

苏珊·索马斯：你觉得自己和那些不赞同抗衰老医学的医生之间有矛盾吗？

菲尔贝克医生：是的。以我为例吧。我今年 69 岁了，我到泌尿科专家那里测试我的睾酮水平，但当时没有服用它。假设我的睾酮水平较低但和我这年龄的人差不多，我的医生就会说："你根本没有必要去补充睾酮，否则会使我落下庸医之名甚至会遭法律起诉。"

现在，69岁的我还想自己开飞机、开船、爱妻子，以及做所有的比我年轻30～35岁的绅士想做的一切事情，因为我的激素水平恢复到了和他们的一样。这是关键。

苏珊·索马斯：非常感谢！我知道男性其实也很关注，但他们需要某种驱动力来促使他们找医生抗衰老。

菲尔贝克医生：是的。男性想要他们的生命回到过去，但最大的问题是，到医生那儿去他们会被看作是不符合得到像你书中所描述的那种治疗的标准而拒之门外，而我所知，这种治疗对改进生命质量是至关重要的。真令人沮丧。但另一方面，我很高兴地说我的45%的病人都是男性。他们到我这儿来是因为他们发现自己在体育场上又能生龙活虎了。

苏珊·索马斯：有人认为对男性的睾酮补充是对男人人性的侵扰。

菲尔贝克医生：这是一种很精细的平衡，但我很多的病人都是夫妻双双一起来。他们能坦然地和我谈论有关他们的性生活问题，也给了我机会来谈论他们的一些重要问题。

夫妻双双一起来是很好的，因为他们之间相互提醒，在体检和诊疗过程中会有很多的信息，如果能够记下来的话会有帮助。我告诉他们我能有机会看到他们的不足之处，也看到了他们的强处。他们开始看到了可能性，也开始谈论有关男性的问题。

苏珊·索马斯：那很有趣。假如你平衡了他们的睾酮，还需要伟哥作为开始的刺激吗？

菲尔贝克医生：对一些男人来说，是这样的；但对另外一些人来说，他们本来就缺乏生长激素，替补治疗会产生令人惊讶的效果。我一辈子工作，却无法对我大腹便便的肚子做任何事情。但我第一次尝试生长激素的时候，我看到了我的腹直肌，我又回到了体育馆。在我认识到了激素替补疗法的多方面作用后才看到了变化，但要说服自己去做，开始并不容易。

苏珊·索马斯：是因为激素替补疗法主要是针对女性的吗？

菲尔贝克医生：在某种程度上是的，但更多的是心理因素。人们开始理性地看待他们的性问题。有一位女士曾对我说："别给我睾酮，我不想恢复我的性功能。约翰和我曾经有过幸福的时光，但我不想要回它了。"但你知道，这是你失去的生活的一部分。

我的职责就是丰富并延长病人的生命质量。如果你愿意与我合作的话，那就注意饮食、体育锻炼、摄入补充物、替补激素、增加生长激素养生，然后我再帮助你重新开始一种生活方式，使每天的生活充满生机。

苏珊·索马斯：听从你的意见的人对接下来的生活有何期盼呢？

菲尔贝克医生：服用睾酮的男性可以得到以下优势：首先，他们可以保持肌肉力量，而不服用的人就会失去肌肉，我每天在体育馆看到那些人——那些三四十岁的男人脸色苍白，用一些睾酮能改进。如果不补充睾酮的话，肌肉会被脂肪取代。其次，睾酮增加红细胞数，对产生氧气绝对重要。缺乏氧气无法进行体育锻炼。生活需要肌肉健壮、氧气充足的人体。第三点，男人能够重获骨健康。男人在衰老过程中也失去雌激素，当雌激素减少时，骨密度也降低。补充正确比例的雌激素和睾酮能有益于骨头的生长，恢复骨密度，比例不正确就不能达到相应的效果，男性需要正确比例的雌激素和睾酮平衡。

苏珊·索马斯：假如男士知道能得到这样的治疗，你的诊所会门庭若市。每个年龄越来越大的人都想要回他的活力、肌肉和性功能。如果一个人第一次来就诊，你为他做什么？

菲尔贝克医生：首先检查他的激素水平，然后检查SPA以了解他的前列腺是否有问题。男性雌激素的理想水平应该在50左右。如果在32左右，我们就有处理的空间。假如SPA是.2或.5，那就好，低于.4都是好的。现在就可以加上睾酮了，可以加到他的能力增加又不违背安全因素的一个点上。下一次系列检查的时候，就可以再次看他的雌激素水平。上升了吗？没有。SPA上升了吗？没有。这样的结果告诉我他对治疗的结果反应良好。我们必须对每一样要添加的激素都作价值评估，这是传统医学一个很漫长艰难的过程。然而，在我的医疗实践中我能这样做，因为我有时间，我能反复这样做。

苏珊·索马斯：随着女性年龄的增长，越来越难得到有机组织。男性也有一样的现象吗？

菲尔贝克医生：一模一样。男性发现激素到达器官需要更长的时间，他们还不知道为什么射精量变少了，力量也不足了。这里就复杂了，因为有时还夹杂着做爱时的情感问题。心理态度是关键问题。我们所做的一切事情都强加给大脑一个要点，就是我们能够接受这样的观点，我们有着灿烂的前景；很有可能乐观估计健康；我们不应该接受我们前辈的不健康状况。

苏珊·索马斯：最近几年，人们谈得很多的是有关女性围更年期的问题，男性有吗？他们有诸如“围更年期”的问题吗？

菲尔贝克医生：是的，他们也有，但不同的是他们更微妙复杂，开始症状不明显。当一个年轻人来和我讲起他性欲低和激情低的时候，我就检查他，看他是否有初期或继发的性腺机能减退。初期性腺机能减退是不能生产足够的睾酮的。继发性腺机能减退是由前列腺问题所引起的。在这两种情况下，睾丸的正常功能都不能实现。医学的魅力就在于此。我做这种医疗的收益还不到当麻醉医生的十分之一，但个人成就感是巨大的。

苏珊·索马斯：当人们不再害怕进入一个新领域的时候，你想让他们再了解什么？

菲尔贝克医生：生活本身就是实验。我们没有要求出生，但我们被带到了这个星球上，现在我们正在对我们面前的机遇做实验。到目前为止，我们刚刚接受了人的后半生不是退化与疾病的生命过程这个概念。现在我们的注意力要转向一个事实，那就是，将原先用于治疗疾病的药物用于让人保持最佳健康状况，成为抵抗疾病和衰退的第一道防线，这些药物能够得到，而且是天然的（生物同体的）。每个人都应该得到这样的机遇来进行实验，以保证（在安全范围内）他们能够丰富自己的生活，远远超过他们原先所想象的生活。

苏珊·索马斯：作为4个孩子的父亲，你发现孩子们以你为榜样吗？

菲尔贝克医生：那当然了。他们是非常优秀的，永远在吸收着各种营养。他们参加体育锻炼，他们相信我所做的一切，他们以我为榜样。

苏珊·索马斯：万分感谢。你真的很鼓舞人心。

菲尔贝克医生抗衰老的五大建议

睾酮替补很重要，可以让人保持肌肉力量，而不服用的人就会失去肌肉。给组织送去氧气，重获骨健康，注入性活力。

开始时，睾酮替补可以和伟哥类的壮阳药一起用，到一定的时候就不需要了。

假如你是年轻人，正经历着低性欲和低激情的时候，应该找个医生检查是否有初期或继发的性腺机能减退。初期性腺机能减退是不能生产足够的睾酮的。继发性腺机能减退是由前列腺问题所引起的。在这两种情况下，睾丸的正常功能都不能实现。

假如缺乏生长激素的话，肯定得去考虑它。

生物同体激素替补疗法同样适合于男性——它可以使人的生活更加丰富多彩，超越任何时候人们的想象。

三个大写的S：性欲、睡眠、压力

性使我们觉得自己年轻有活力，当性欲减退时，便开始觉得自己老了。

晚上9:00~10:00之间上床睡觉非常有益于健康，人体的康复激素在睡眠缺乏的情况下是无法工作的。患有肥胖、糖尿病或者因癌症、心脏病而离开人世的人们，不少就是由于睡眠缺乏。

压力会给人体留下不可磨灭的疤痕，随着年龄的增长，充满压力的生活又促使了细菌的生长。压力是年龄的加速器。注意：冷静会使你保持年轻。

性欲、睡眠、压力

一个97岁高龄的老先生问医生："医生，我想设法降低我的性冲动。"

"先生"，医生说，"你已经97了，怎么脑子里还是想着这些呢？"

"你说得对，这就是我来找你的原因啊！"

性　欲

嗯，性欲是可以给予的吗？难道你不觉得这个人生快事是你从来没有认真去考虑过的吗？你渴望它，你需要一个伴侣，对！没错！就是这样！

每当和一群人聊天时，谈论得最多的莫过于性问题，或者说是性缺乏。"似乎很快就消失了"，许多女性都说："并不是说我不想去做，而是没有感觉。"

那么，男性又怎么样呢？你一天可以在电视上看到多少次类似伟哥或蓝色药片的广告？当突然之间这种原始欲望成为一个问题时，人们会怎么样呢？

那好，我们就先来看一下压力。压力是浪漫最大的杀手。再一个原因就是荷尔蒙。记住，压力能使荷尔蒙减弱。不管是男士还是女士，随着年龄的增长，他们的性荷尔蒙都会减弱，而对此的负面影响也会越来越大。为什么呢？因为我们活得越久，有压力的生活就越多。

对于女人来说，荷尔蒙的减少就使她们失去了性欲。不仅是性欲消退，所有的都会消减，频率也会降低。没有荷尔蒙就没有激情。性荷尔蒙是你少数的荷尔蒙，包括雌激素、黄体酮、雄激素、脱氢表雄酮、孕烯醇酮。当你的性荷尔蒙减少并渐渐失去的时候，你猜会怎么样？那就是没有性欲！没有激情！研究表明，女性在40岁的时候雌性激素只有20岁时的一半。

同样衰退的还有脱氢表雄酮，这个比雄激素更为主要和初期形式的荷尔蒙。脱氢表雄酮产生的高峰期是在25岁，到50岁就会减退到一半，到了更年长的时候也许就全消失了。既然脱氢表雄酮是雄激素的初期形式，它就可以使沉睡的女性情感再次苏醒。这是一件好事。如果你有一个内行的医生的话，就很容易做到。我知道这来自于经验。我是没有了性荷尔蒙，但我也经历过这种非常完美的感觉。我很爱我的丈夫，我们也曾彼此享受那种愉悦，然而，突然之间……什么都没有了。现在我也能那样做，可兴趣却远不如看本杂志的好。事实上，对我来说，最好的性生活是在那同时打开电视，这样我可以在看着节目时结束它，但那并不是我想要的方式。

在一直以来的性生活中，我从来都不是那种想要马上结束、草草了事的女人，我一直是一个积极的参与者。我喜欢这种感觉。

我曾经为这种积极感到尴尬而羞于同我的丈夫讲，也羞于告诉我的医生。那时，我并不明白这是荷尔蒙充足的作用，也不明白我所感受的是来自于身体的自然反应而并非自己的情感意愿。这种状况并没有一直持续下去，我可以感觉到荷尔蒙严重减少。女性荷尔蒙的不足会降低女性阴部的润滑度，导致湿度降低，从而没有冲动欲望。同时，也会减弱女性阴部的血液流速，阻碍神经传送，因而削弱性功能。

如果我那个时候能多了解到这一系列原由的话，也就能注意到自己每次都要两个多小时后才能入睡，我整夜地流汗，身子也是从头到脚地痒，头痛，压抑，想哭，肚子也是膨胀的，即便吃得很少，体重也还增加得可怕。我经常歇斯底里，无法思考，也总是健忘得我要给谁打电话也想不起来，直到激情不再。到底是怎么回事？我觉得自己需要去找一下心理医生了。原来的生活已经离我而去，我并不喜欢现在的生活状况。没有人能理解我，我的医生也没有其他的办法，只能建议我用一些抗抑郁药、减肥药、安眠药，去参加一些健身运动，用些合成激素和吃些脱脂食物，可惜都毫无作用。

从医生的角度来说，我们并不说要活着那么久，所以，绝经期很难在医学上做出解释。接着。制药公司就借此抓住机会，制造像糖果一样的合成激素来给医生们。最后，医生们就把它配给他们的女病人，来稳定她们的情绪：合成激素能治疗那些类似于潮热这样的讨厌症状，但并不能恢复她们的性欲（也不能恢复他们的激素，因为合成激素毕竟不是真正的激素）。

对于男士来说，他们有伟哥使他们活力再现，因此他们总是神采奕奕。这比以前更好了。而那些男士所不知道的是虽然这些蓝色小药片能帮他们找回自信，雄性激素的丧失仍会使他们的身体状况不断下滑。

渐渐地，最终会引发或癌症，或心脏病，或老年痴呆症，更或者多种病症一起向你袭来。

年轻女性总是时不时地小声对我说她们没有性欲；像我这样年纪的女性就只是转转眼睛，像在说“算了吧”；再年老一点的就已经放弃了这个念头。你知道事实上我们可以一直留住我们的性欲吗？

你有多少个朋友现在已经在分房睡了呢？又有多少个朋友曾经是多么的热情似火而现在却再也不碰她们的丈夫了呢？性是我们人类的礼物，它是我们最原始的行为，是我们和我们的情侣交流的一种方式。性使我们觉得自己年轻有活力。当我们的性欲消失时，便是我们开始觉得自己老了的时候。我不能阻止变老，但相信我，对于我来说，是一年比一年好的。那便是，在60岁时开始散发的睿智之光使我想到自己在90或100岁时候的智慧会是多么的不可想象啊！使我想到我将知道的和将看到的东西。我的目标是使这每个阶段都健康，充满活力。这也是防衰老药的使命和任务。

如果生物同体替代疗法（BHRT）不可行，不能激发你的性欲，那就找一个好的泌尿科医生来确定一下是不是他有什么身体上的问题而影响了你的性生活。所谓泌尿科医生是你和你的伴侣都可以直白地告诉他实际情况，让他来帮你们解决关于性生活方面问题的人。在我的书《性感岁月》里，我采访了泌尿科医生伯尔曼（Jennifer Berman）博士（她的地址附在了本书的附录里）。如果确定没有身体上的问题，就再找一个好的防衰老内分泌科医生。他会为你做一个血液或者唾液检验，让他来做个诊断，然后特别为你排出一个双同体激素疗法，那么，你离恢复“昔日的感觉”就不远了。当然，你必须清楚地告诉医生你的问题所在，因为他们并没有读心术哦。

如果你缺乏性欲是心理上的问题的话，可以去看看伯尔曼医生的《激情处方》。这本书都是一些有用的信息。一个好的专科医生可以通过你提供的具体问题来帮助你。通常，思想保守的父母还有宗教学校都会认为性是难以启齿的，甚至是万恶的东西，所以这就需要完全转变你的思想，这很容易做到，只要相信医生们的专业就好。

通常情况下，当一个女人生完小孩时，她的神经会因为外阴切开术而切断（切开外阴是为了让婴儿更好地出来），新妈妈有时候会对性爱完全没有感觉，因为她的神经紧绷，流向生殖器官的血液系统也遭到了破坏。夫妻在有小孩之后总会遇到这样的情况，女人在一般的产后抑郁后总是饱受低黄体酮激素之苦，这样的话你就必须有一个解决之道。除了忧郁消沉之外，还有没有性欲和食欲。大多数的医生都不知道或者没有意识到暂时性的恢复自然的双同体黄体酮激素不但可以赶走抑郁，还可以恢复女性的性感觉。想想积极的方面吧，有一个孩子固然很好，但我们都知道这是一段很有压力的时期。加上妈妈的抑郁沮丧，可怜的爸爸却只能置身事外，孤独无助。如果是神经或者血液系统破坏了，那么，一个泌尿科的医生就能帮助你。

据我对希尔德（Brooke Shields）的了解，我并不同意她的医生的做法。这不是针对她，而是她的医生。也许她需要的就只是一剂抗抑郁剂，但我也很想知道，给 Brooke 一针抑郁剂后她的医生会不会像很多其他的医生一样来解释一下他实际上不是很清楚激素系统呢？

一旦脐带剪断后，所有的黄体酮激素会一下子从母亲身上转到孩子的身上，母亲当然就处在了一个荷尔蒙失调的状态，结果，自然地影响她的情绪。抑郁就是典型的表现。一个懂得激素系统和知道怎样用血液检验来获得一种荷尔蒙版式来代替消失的黄体酮，或短暂地代替雌激素直到女性身体能重新恢复并自己产生完全足够的荷尔蒙。

不幸的是，很多医生都会采用配药的医疗措施。那么，当你能用一种确切的替代品来代替和弥补你所失去的激素的时候，又为什么要采用吃药的方式呢？另外，如果一个女人处于哺乳期时吃药的话，就势必要停止哺乳。你肯定不想你的宝宝从母乳当中汲取到抗抑郁药吧。你早点看完这本书的话，就会知道为了母亲和宝宝免疫系统的健康，哺乳是最为重要的一件事。哺乳期越长，你就越能节约卵子，而母亲和宝宝就会越健康。

再者，服用抗抑郁药也是很危险的，很难戒掉。抗抑郁药产生的好感觉是不自然的，而双同体激素取代疗法中的物质所产生的平衡是任何抗抑郁药所无法做到的。

当你越来越多地了解了生物同体激素替代时，就会知道缺乏性欲并不是强加于更年期的男女们的。男性可以通过替代重新获得雄性激素。有的时候男士也会处于低脱氢表雄酮的时候，那是一种男性女性现在都有的和雄性激素配合作用的荷尔蒙。

如果有一个好医生的话，女性也可以恢复她们的荷尔蒙平衡系统，性爱就不会随着年龄的增长而成为遥远的记忆，它会是我们生命中的一个重要而又满意的一部分，也会为我们带来许多的快乐和亲密关系。

我绝对相信更年期的人婚姻破裂是因为缺乏理解。荷尔蒙失调的女性几乎不能自己生活，也很难和家里人很好地相处。如果家里的男士也因为荷尔蒙失调而终日郁郁寡欢，更有甚者没有一点愉快的性爱交流的话，过不了多久，即使是再好的人也会问自己，我有必要再这么下去吗？

用真正的生物同体激素来达到荷尔蒙平衡，能使女士先生们都恢复活力。

睡眠的重要性

睡眠，伟大的睡眠！要不是失眠，你从来不会去感激睡觉这件每天例行的事情。没有荷尔蒙，就真的无法睡觉。缺乏睡眠，催乳激素会逐渐增多。带新生儿的妈妈需要在夜里起来好几次去给孩子喂奶，因此也就有了更多的催乳激素。这对于新妈妈来说是一个很自然的现象。

一个年轻健康的具有生育能力的女性有非常充足的荷尔蒙，如果她睡觉早的话，睡眠也能提供足够的荷尔蒙。但是，到了我们这个年龄就会开始渐渐失去荷尔蒙，形成不好的睡眠习惯，身体也会变得不好，催乳激素也就逐渐上升。

威利医生（T. S. Wiley）在《性，谎言和更年期》（Sex, Lies, and Menopause）一书中写道：“到更年期的后期，氢化可的松（一种激素）会增多，雌激素和黄体酮会越来越少以至没有，就像在分娩时那样。在这个时候，你的免疫系统会加快运转，这就可能破坏你的软骨和粘膜，导致关节疼（关节炎）、过敏症和一种叫桥本甲状腺炎的自身免疫病。一旦免疫系统受到破坏，甲状腺功能受损，加上失眠所引起的胰岛素抵抗，你只会变得越来越怕。”

晚上早点睡觉是一件非常好的事情，9点到10点之间，我知道没有人这么早睡的，这实际上就是我们国家的人健康质量这么差的原因所在。我们国家的人总体很虚弱，是因为我们都不睡觉。实际上，睡眠损失是美国的新赤字。我们肥胖、有糖尿病都是源于缺乏睡眠；我们因癌症、心脏病而死的原因也在于缺乏睡眠。我们的康复激素在没有睡眠的情况下是没法工作的。

当你缺少睡眠时，事后是没办法补回来的，你的荷尔蒙也不会弹回来。睡眠不够会影响你的至少十种荷尔蒙，并不仅仅是褪黑激素，这只是冰山一角。失眠会引起很多荷尔蒙的改变，改变食欲、生育能力，引发精神方面的问题和影响心脏健康。

国家健康学会得出的结论说，六小时催乳激素的产生量是维持免疫功能的最低要求，像 T 细胞和有益的杀伤细胞。但是，你在睡梦中的六个小时内是不能全部得到催乳激素六小时产生的分泌物的，这就还需要在催乳激素之前至少三个半小时产生的褪黑激素。记住，如果你每天晚上都有足够的睡眠，你的氢化可的松就会下降而有瘦身之效。记住了吗？

如果我们可以在晚上开灯之前办完所有的事，就可以在日落时睡觉了。没有光亮也就没有选择了。在晚上的时候，康复荷尔蒙会发生作用。早睡会使氢化可的松下降，胰岛素也随之下降。我们在天亮之前别无选择，只有睡觉。当太阳升起时，氢化可的松和胰岛素又会回升。大自然总是把事情安排得这样的完美。充足的睡眠提升元气，增强活力，保持体重，因为夜晚低胰岛素最有利于我们保持身材。这是我们期望的事情。

有没有想过早睡还可以减肥呢？如果你饮食正确，锻炼适当，在晚上 9 点到 10 点之间就睡觉的话，你就会获得成效的。

我曾经这样坚持做了一年，保持正确的饮食、有规律的适当的锻炼，我的荷尔蒙很平衡，但在中年之后就有点胖，也总是减不掉。我生活中也有很多压力，我经常肾上腺负担过重就是后果。我知道如果一个荷尔蒙受损就会使整个荷尔蒙系统失调。

所以，在过去的几年，我几乎都是在9点到10点之间就睡了。你猜结果怎样？没有改变饮食，没有改变锻炼，我的体重竟然减了10磅……就是因为睡眠！

还有一点，你必须要在完全黑暗中睡觉。即使是一点点的微光也会使你的氢化可的松含量升高。关掉电脑的灯、电话灯，还有你数字钟的灯。这些细小的光线都会影响你的睡眠，使你的氢化可的松升高。一项研究试验证明，当把人放在一个完全黑暗的房间里，只在他们的膝盖部位留有一小束光线，结果他们的氢化可的松含量也是很高的。

威利(T. S. Wiley)指出，大量的科学评论支持了我们的结论，就是如果没有按时睡觉的话，就是打破了自然法则平衡，使我们的生理逐渐失调。国家健康协会确认荷尔蒙随着光的有无而产生的是一个科学“假设”。如果夜晚的催乳激素的缺失没有影响到你的话，退黑激素的缺失就势必会有影响。退黑激素是效力最大的抗氧化剂。即使在没有患任何病的情况下，低含量的退黑激素和高含量的自由基也会使我们更快地衰老。

现在有一个问题：当你荷尔蒙丧失而导致失眠时，你的医生很可能会给你开些抗抑郁药或是安眠药。假如你的荷尔蒙平衡的话，相信我你的睡眠并没有问题。一旦服用抗抑郁药成习惯的话，就很难戒掉了。当只要有平衡荷尔蒙和一个适合的睡眠疗法就能做到，而且更自然，效果还更好时，为什么还要去吃那药呢？那只是因为对医生来说，只要开个药给你是多么方便的事，而你也会在吃完药之后有片刻的舒适感，而不再去抱怨医生。这样，他们就继续这么做，而不去追究病源是什么。从本质上说，你是在纵容医生治标不治本，而实际的问题就会越来越严重，他使你的损失更严重而后只给你些安眠药而已，你的情绪会因为抗抑郁药而最终变得难以控制。很当心吧？但是，你还是继续吃药，因为你在短时间内会很舒服。接着，你就会因为这个使你安然入睡的药物而烦恼，包括你白天的镇定，你会开始不停地问自己，为什么我这么胖？抗抑郁药就是答案。你根本没有找到问题的关键所在，那就是荷尔蒙失调。像我们这样年龄的人都会有荷尔蒙减少的问题。令人震惊的是，这个问题现在是越来越年轻化了。因为生活压力大，女人在 35～40 岁时就开始绝经并不奇怪。压力是会影响荷尔蒙的产生的。

继续服用抗抑郁药的后果显而易见——没有激情，压力也越来越大，最终生病，因为抗抑郁药就像覆盖在伤口表面的邦迪一样掩盖了事实的本身，即荷尔蒙逐渐减少的事实。没有了荷尔蒙，随着年龄增大的疾病就会逐一而来——心脏病，癌症，还有老年痴呆。

所幸的是双同体替代疗法可以解决这个问题，包括睡眠、正确的饮食和缓解压力。这有点复杂，需要你坚持和你的医生“对着干”。但是，一个好的医生就知道怎样来处理这个。记住，失眠和压力会影响你的荷尔蒙，波动的荷尔蒙会改变你的荷尔蒙状况。这也就是这个新医学令人兴奋的地方；当你和你的医生在这个复杂阶段努力工作，你务必在有任何细微的症状时都要注意，因为每个症状都是荷尔蒙不平衡的征兆，平衡是我们的目标。

压 力

随着年龄的增长，我们的脱氢表雄酮（DHEA）变得更少了，同时有了更多的氢化可的松。我们前面已经谈论过了高氢化可的松的危害。每天的压力使我们的荷尔蒙变少，早上和丈夫的争吵，园丁和他那该死的电话，高速路上的交通事故，每天的日程安排，还得监督着女儿不能穿成那样去学校。

也还有人生中更为巨大的压力——家人的去世，生了很严重的病，昨天差点被车撞了，离婚，孩子或者丈夫病了，经济问题，老板的苛刻，每天报纸上关于战争和全球问题的报道，“9·11”事件和其他恐怖主义行为。这些都是我们大多数人每天生活当中能碰到的一些压力。氢化可的松原来给我们的能量很高，而实际上我们的身体并不需要这么多的能量。我们有太多的压力，使得我们的可的松都长期保持这样的高含量。

年轻人有工作压力，中年人有被社会淘汰的压力，老年人有身体健康和经济不稳定的压力。压力，压力，压力！怪不得我们总是这么容易生病，总是服用这样那样的药物。

我最近看过一个纪录片，是关于几个百岁老人的。当问到“你们保持长寿的秘密是什么？”的时候，他们的回答都是一样的（他们之间并没有联系）：避免有压力，敢于面对，快速习惯变化的事物（当你活到100岁的时候，当中会失去很多人，如果你每次面对死亡时都沮丧消沉的话，压力就最终会来缠住你）。

压力是年龄的加速器。所有这些缠住你的麻烦都会使你变老。冷静会使你保持年轻，压力确实会使你的身体和外表都变老。长时间的高氢化可的松的危害会最终引发心脏病、中风或糖尿病。有糖尿病的人都会有很高的胰岛素。而胰岛素高的话自然就会有高氢化可的松。我在这本书中一再说，荷尔蒙是身体内部的交响乐团，只要有一个乐器（一种荷尔蒙）乱了的话，整个音乐会就会不协调。不要一天到晚地吃糖，那样只会使你的胰岛素变多，而对其他荷尔蒙没有任何影响。你知道为什么人们在摄取了大量的糖之后变得脾气暴躁吗？是因为他们的胰岛素达到了相当高的程度，与其他荷尔蒙脱节，使得整个身体的荷尔蒙失调。我们是一个会说会走的化学交响乐团。饮食和营养是成功保持年轻的关键所在。当我们更年轻的时候，荷尔蒙分泌更多，这样我们就可以无所顾忌地吃着薯片、奶昔、汉堡、糖果和小甜饼了，读大学的时候，总是喝酒喝到吐。尽管这样，我们的身体总能恢复原状，因为所有的荷尔蒙都一直充满我们的体内。

在这里，生物同体激素替补疗法和一个合格的医生是你的好朋友。对于快到绝经期和已进入绝经期的女性来说，让你身体内的荷尔蒙恢复到最佳时的状态会使你保持平静，远离药剂和抗抑郁药，也可以帮助你在晚上保证 9～10 个小时的良好睡眠，保持理智。每天仅仅是好的睡眠就可以降低你的氢化可的松。但是，如果你已经压力重重，每天仅有 4～5 个小时的睡眠，那就需要去做一个血液检查，恢复你的荷尔蒙平衡。

压力与生活方式

现在事情不同了，所以，随着年龄而衰老是不变的规律。你必须改变一下你的生活方式，从而来消除压力。当你觉得荷尔蒙正常的时候，那些烦恼的事情自然就会离你而去。

当然，“生活方式”是一个过时的词了。我们习惯于把它具体到我们住的房子，所开的车子以及我们的度假方式。这些仅仅是一些次要的的东西，就像是努力工作后所得的奖金一样，并非事情的实质。真正的生活方式是你的工作能力，你的闲暇方式，还有你认为最为完美的生活安排。

我必须承认的一件事情是，随着年龄的增长，我的身体是再也经不起胡乱折腾了。我看到八卦杂志上的一些年轻的女演员经常不停地参加舞会，熬夜，喝酒，不睡觉，不按时吃饭，搞得荷尔蒙紊乱。所有这些，都会影响她们的情绪，她们才会对着摄像师和其他工作人员大嚷大叫。我读到这些或在电视脱口秀娱乐节目上看到她们时，就会想到她们的生活方式。没有羡慕。有谁想在那样的时候不顾形象地大发脾气呢？节目结束以后便刚好是我上床睡觉的时候了。

但是，以前并不是这样，我那时总认为晚上就是我开始工作的时间了。很多时候等我丈夫睡着之后，我就开始坐在电脑前开始工作，一直到凌晨3点钟。我喜欢这样，那个时候我就可以和我的读者毫无干扰地对话，夜晚一片寂静，也是我思绪最为开阔的时候。差不多3点就去睡了，7点的闹钟把我叫醒，开始一个白天的生活，去录音棚或者是去公司开会。每个月我都会飞去佛罗里达（Florida）一次，做个叫家庭购物网络（Home Shopping Network）的广播节目，会有23个小时不能睡觉。一回到家，又马上投入工作，一直继续下去。那时候觉得很正常，这就是我的生活方式。我以为我知道自己在做什么，因为我在接受双同体激素替代疗法，饮食也很规律；我爱我的丈夫，爱自己的工作。但是，事情还是出现了:有一种莫名的压力和疲惫。我想有个周末整天都躺在床上不动,似乎还不够。

我打电话叫我的私人医生过来,我问她我到底是怎么回事?我的荷尔蒙正常,生活方式也很好。“很好?开玩笑!你试试这样你能坚持多久?你在搞什么?”

她说:“苏珊,我一直在和你说要改变一下你的生活方式,否则后果会非常严重。不要整日工作不睡觉,打破你的生物链,接着就是不断的压力,还没有时间让它去恢复。”她最后说:“要再这样下去,下次你打电话给我的时候就是你心脏病发的时候。”

“心脏病!”怎么会这样?我心脏和动脉并没有什么问题啊,饮食也很规律。她说:“你每天睡眠有多少?你睡眠很少,可的松的含量就会猛增,肾上腺最终遭破坏。心脏病后患无穷,你是因为疲劳过度。没有一种荷尔蒙或食疗能修补你这种无休止地损耗身体而带来的后果。所有你承担的生活压力都是你积极生活的天敌。”

我沉默了,很小心地问她:“那我应该怎么办?”

“睡觉”,她说:“睡觉,睡觉,再睡觉;每天摄取一定量的维生素B。改变你现在的生活方式。”

我听她的。我突然之间意识到我原来的生活方式是多么的疯狂。

我过去以为亲力亲为做更多事就能给我带来快乐,这多么荒谬。我不想成为我父亲那样喝醉了酒就像孩子那样的懒人。但我却不知道我原来的生活还不如他那样。我知道那是我的自尊心在作祟。如果我尊重自己的话,就不应该那么不爱惜自己的身体。

我开始睡眠养生,注射维生素B。刚开始,睡觉是不可能的。我过去硬是扭转了我的生物钟，不断服用多巴胺导致失眠。我的可的松含量严重偏高，是Galitzer医生给我酊剂，帮我做一系列的治疗来降低我的可的松含量。我自己做了一个事项规划，9点钟就上床睡觉，保持我的睡眠质量。一开始，医生给我一个两周处方的50克曲唑酮（抗抑郁药）和一个温和的睡眠作用剂，使我的身体得到了休息。这样两个星期后，我再在睡觉前服用褪黑激素和两片泰诺胶囊。褪黑激素是促使睡眠的重要的荷尔蒙，这可以参看我本书的第二章。过了不久，我的睡眠质量果然提高了。

接着，我改变了我的日程表。我告诉办公室我的电话只在上午10点到下午1点的时间才接进来，除此之外都不要。收到邮件的话，我就有可能当天即回。这样的日程安排就能使我白天也有时间写我的书了。我的办公室开始变得安静了，因为少了电话铃响声了，我会每月集中一天来见我的医生，那样就不需要一个月之内驱车来回几次了。商业会议也是这样安排的。电视采访部分由我丈夫来安排，他对我的时间掌控得非常好，从不浪费一点时间。6点钟准时结束一天的工作，再和Alan来享用一顿漂亮而又健康可口的晚餐。

你猜怎样？我竟然康复了。我每天愉悦地起床，很好地休息。原来增加的5磅都不见了，人看起来也变得有活力、年轻了。

所有的血液循环都提高了。盖里切尔（Galitzer）医生不停地称赞"不错！很好！"我自己也这么觉得，我取得了进步，不过如果不坚持的话是很容易反复的，我就反复过，就像是酒瘾一样。我要问自己很多难以回答的问题，这个工作是非常令人不安的。我意识到睡眠不足再加上过度疲劳会使压力更甚，因为人体的氢化可的松含量上升可能导致整个荷尔蒙系统失调。睡眠和一个想要改变的决心就会使我们恢复健康。我就成功地改变了我的生活方式。

我这段时间都是很愉快地起床的。我也学会了不要太狂妄自大。我们的身体是需要我们小心呵护的。如果不这样做，我们就是一个失败者。

我的一个好朋友和我的丈夫是多年生意上的伙伴。我看他的日程真是下了一跳：每个星期来回飞纽约，再去L·A。接着，第二天去工厂，朝五晚九的，糖尿病病得很厉害。我丈夫和我会时常和他们夫妻俩一起吃饭，我们很喜欢时常一起聚聚。这种生活方式一直持续了很多年。他是一个“了不起的、不可战胜的、成功的”人，很是令人羡慕。

然而他妻子的一通电话使我和爱伦惊呆了：“我丈夫已经严重中风两次了。”怎么会这样呢？

哀叹之余，我还是考虑到了他那几近疯狂的生活方式，以我所知的生理知识来看，我知道在整日飞来飞去又晚睡的情况下，可的松的含量不可能会降下去的，可的松含量下不去，胰岛素含量就不会降，这就可能引起糖尿病。因为她没有影响，看样子也没有糖尿病，倒是更像肾上腺素太高才没有增加体重，最终还是会得的，中风只是个前兆。

现在，他积极与疾病抗争。他有着战斗的意志，一年后就能慢慢地走路和说话了，还可以去上班了。中风后能康复到这样就是一个奇迹了。

你可以从我刚讲的两个事例中得到一些启示：身体是不能征服的。如果你没有改变你年轻时杂乱的生活方式的话，那绝对对你以后的生活有影响。谁都不例外。没有什么荷尔蒙可以战胜。你应该明白压力所带来的后果，也必就会明白，改变势在必行。

你听到过有关50岁的人由于心脏病发作突然死亡的故事。这种故事常常就紧接着“他刚才还在医生那儿被告知身体情况良好”之类的话。这些猝死的男男女女都是A类“超级工作狂”，“两头燃烧的蜡烛”。他们觉得睡眠是一种对工作的滋扰。一切要拼命，要赶上……即使“超人”也会倒下的。从这些故事里我们应该吸取教训。人体只能做那么多，超负荷运转就会垮掉，这种前景可不容乐观啊！

生活方式是一种选择。选择生活得更好，认真处理你的压力，吃健康食品，珍惜睡眠质量，保持乐观思维，避免紧张和对抗，调整自己适应变化，最大限度地提高你的精神活力，并享受你的生活。这是我们一定要有的唯一的生活方式。不要浪费这个机会。

斯赖温医生：睡眠、激情与抗衰老药物

斯赖温医生(Dr. Herbert Slavin)在南佛罗里达的25年间一直从事医学研究，已经通过自然疗法帮助很多人恢复了健康和活力，包括营养疗法、双同体激素替代疗法和螯合疗法。斯赖温医生从1990年开始就一直在做广播节目，经常做客每周一、二、三上午11点钟的脱口秀节目健康在线(Healthline)(1040AM)。这个节目也能在网上在线听，网址是：www.wlvj.com。

苏珊·索马斯：你是怎样对抗衰老医学产生兴趣的呢？

斯赖温：早些年参加的一次由医院资源利用评委会主持的会议促使我寻找更好的治疗方法。这次会议是讨论两个90多岁的女患者手术死亡的事情，但我听到这个后就开始想，我自己的那些患者，如果没有帮他们做手术的话，他们很有可能现在还是活着的。我们是否可以提供一些别的疗法呢？这是一个全国性的问题。但是，特别是在佛罗里达，有这么多得了不治之症的老人。

苏珊·索马斯：可退休老人并不是社会的主体。

斯赖温：是的。你知道在其他地方，医生通常在替一个90多岁的老人检查身体时，都会在手术做与不做之间进行一下权衡。毕竟你要做出一个对病人来说最好的选择。但在佛罗里达，年龄段是你要考虑的，就是说对90多岁的年龄来说，其他没有生命危险的治疗方法还处于研究当中，只有手术是目前唯一的办法。所以，我在设法找到一种除手术外的其他疗法。差不多在同一时间，有一位医生在广播电台里讲到一种螯合疗法，我之前从来没有听过。他在节目中采访了一位患者，描述的相关情况是由于腿部血液循环不畅导致走路的时候小腿疼痛，他就建议用螯合疗法来治疗。这种方法在我们上医学院的时候也没有学过，在住院医生实习期间也没有碰到，除了处理急性中毒外，从来都没有提到过螯合疗法。我最初的想法是他肯定为了节目的需要才这么说的，因为主流医学中是没有办法来解决的。他们用螯合方法来治疗，当疼得不行的话，就用外科手术来改善循环，但从不说反对这种疗法。这位医生同时也谈到了一位没有经过手术而治愈咽痛的患者，但我仍然表示怀疑。

这种疗法并不是针对病人对药物的抱怨。在美国高端医学机构ACAM提出的问题中，有这样的一个问题："是什么导致了病人的生存技能障碍？"一旦你遇到了这个问题的根源，你的重点就会转移到如何去除根源而不是仅用药物来控制表面症状了。

用药物来解决年龄所引起的问题在今天来说已经没有什么效果了，因为药物不能找到问题的根源。如果你没有找到问题的根源，问题就不会真正得到解决。在医学院里，教授们总是教导我们说："不知道原因前不要妄加处理。"就是说，在不知道疼痛的原因是什么之前，你并不知道是阑尾炎还是结肠炎还是其他。所以，在医学上，我们不能仅仅从表面症状来医治肚子痛的问题，我们可以从其他方面来处理。当有病人血压很高,但没有什么病时,我们就可以用药物,这种方法也可以用于胆固醇问题、糖尿病和其他疾病。

苏珊·索马斯:那如果有一个人有高胆固醇,你会怎么处理呢?

斯赖温:我会先找到他胆固醇高的原因是什么,大多数人胆固醇高是因为人在成长过程中胰岛素过多,这在年轻人当中是没有的,它也和胰岛素抵抗有关。换句话说,有胰岛素抵抗的病人就会有很高的胰岛素循环能力,反过来就会引起他们的血压升高,胆固醇还有甘油三酸酯也会偏高。因此,用些降胆固醇的药也仅是掩盖了问题的表面,而没有找到问题的根本原因。

苏珊·索马斯:晚年生病在多大程度上是由于饮食和不良的生活习惯引起的呢?

斯赖温:很大程度上都是,但药物也是原因之一。有资料显示,美国人用的处方药比世界其他国家的人加起来用的药还要多。

苏珊·索马斯:当一个四五十岁或者更年长一点的人精神萎靡地来到你的办公室时,你首先会作何感想?

斯赖温:他们通常一进来就说他们很累,脑子反应慢,或者说体重增加了,性欲没有了。我就开始想:怎么样从根本上医治呢?我为他们做检查,看是否胆固醇过高或是血压过高。就像我在前面说的,循环胰岛素含量过高是很普遍的。这种症状就是 X 综合症或是新陈代谢综合症。

这种综合症在近几年已经声名狼藉了。医生不会为它去做常规检查的,因为那必须做一个葡萄糖胰岛素检验来确定问题。那些人也许有很正常的血液胰岛素和很正常的血液糖;当做检验时,表现出来的现象是有很高的胰岛素含量而其他方面都表现正常。除非你是用测试来做检验的，要不然你是发现不了的。但它又常常被用于解释发福、胆固醇高和高血压。

作为一个医生，我不得不问自己：我的这些病人究竟在治疗前后发生了什么变化？通常荷尔蒙量的降低和胰岛素抵抗的升高有关。也就是说，他们的身体需要控制过多的胰岛素的产生，从而控制血糖。

苏珊·索马斯：胰岛素是荷尔蒙之一，那么控制胰岛素就显得非常的重要。在这点上你是怎么看的呢？

斯赖温：我检测病人的荷尔蒙——雌激素、黄体酮、雄激素和脱氢表雄酮，也检查他们的甲状腺状况来为将来的比较做一个对比表格，因为甲状腺的问题不能从血液检查中得到严格的确认。甲状腺是一个棘手的问题；血液检查可以说比较平常，病人所有的症状都可能是甲状腺而引起的。检验有某方面的价值，但你也要问问病人的症状，病人一般会对医生说他们很不正常地发胖，想减肥或是说被便秘所困扰。大多数的时候，医生都会根据他们说的每一个症状来做一个相应的治疗。例如，你便秘的话就给你开些通便剂。

医生有时也许会忽略一些症状，像头发稀少或是皮肤干燥，而直接去做血液检验。如果结果正常，那么所有那些甲状腺失常而引起的症状都会忽略，因为你的血液检验是正常的。这么多的诊断困惑也就可想而知了。

我们说病人们会忧郁，情绪也容易冲动，很难集中精神，或是没有性欲。所有这些，都可能是甲状腺出现问题而造成的。但血液检验有时正常，这样病人就会得到误诊而经常吃药。

苏珊·索马斯：你认为环境会对荷尔蒙系统和我们的健康有什么样的影响吗？

斯赖温：影响很大。甲状腺是一个大问题。设想一下：甲状腺疾病或是机能障碍是一个普遍存在的问题。原因之一就是我们经常受两种物质的危害：氯和氟。这两种物质会破坏甲状腺功能。一些地区还在饮用水中加氟。此外，研究表明，氟会腐蚀牙齿和牙床。

苏珊·索马斯：那游泳池中的氯呢？

斯赖温：它对甲状腺会有影响。喝的水也是一样的，有些城市在饮用水中同时放有氟和氯。

苏珊·索马斯：我曾在买虾的时候尝过氯呢。在酒店里，虾吃起来经常有氯的味道。

斯赖温：通常在虾里放氯、漂白剂或抗菌素以防止细菌生成，使虾保持新鲜。

苏珊·索马斯：那可的松呢（用于治疗关节炎等缓解肿胀的激素）？如果父母到了老龄，那肯定是睡眠不好的。因此，他们需要更多的可的松。

斯赖温：你说得对。睡眠是最好的东西。只要有充足的睡眠就可以了。然而，大多数人都会因为荷尔蒙的缺失和生活的压力而没有良好的睡眠质量。

苏珊·索马斯：睡眠确实是一个奇妙的药剂，简单易行。许多人想尽量多点时间来睡觉，想这样对自己有好处，他们信奉“不要浪费睡觉的时间”，这样第二天就会有更好的精力做更多的事。

斯赖温：我们人体一般是随着昼夜交替而睡觉起床的，但在我们现在的生活中却反了过来，不是日落而歇，日出而作。现在的人们是开着灯熬夜劳作，又想不明白为什么关了灯之后还是睡不着。

苏珊·索马斯：你是说我们打乱了我们体内原有的生物钟？

斯赖温：确实如此，我们身体开始变得迷惑，到底什么时候休息什么时候开工呢？

苏珊·索马斯：讲到我们的自然生理，我有些关于避孕药的问题要问一下您。在我这一代，避孕药除去了我们意外怀孕的担忧，我们想要孩子的时候只要停用就行；而同样地，乳癌的几率在我们这一代也是不断地攀升。这些避孕药里的激素都是人工合成的，就像更年期的女性所摄取的人工激素一样。吃了那些药就不会排卵怀孕。这是不是太不自然而打乱了人体本身的生理机能了呢？

斯赖温：自然生理是不能去打乱的。现在的避孕药已经不像你们那会儿用的药性强了。其实，我们平时饮食中的肉和家禽类都是有影响的。例如，我不知道你有没有看过这样一个报告，现在女性的月经初潮年龄比以往任何时候都要早。在今天一些不发达地区，那里的人还是吃着绿色生态食物，他们女性的月经初潮年龄仍是在十五六岁。而我们所谓的文明社会中，一些9或10岁的小女孩开始有了月经。部分原因就是因为我们的孩子们吃的食物中含有了高含量的糖类（使胰岛素增多）。据研究报告指出，在南佛罗里达的母钝唇鳄都要比公的早熟，这些都是环境中激素作用的结果。

在我给女士们做检查的时候，经常会看到年老的一些女性（指的是快到更年期的女性）或者再年轻一点的女性她们的雌激素主导。这些女性仅是没有更多的雄激素来与之保持平衡。不是说她们的那项荷尔蒙好或是不好了,而是要达到荷尔蒙之间的平衡就行了。

在一个年长女性向我描述她的症状后,我会向她解释这些症状是和荷尔蒙失调有关的。她已经不再分泌荷尔蒙了(我的意思是荷尔蒙非常非常少了),或是她身体分泌的雌激素远远大于雄激素,而导致荷尔蒙的失调。然后,我会告诉她我会帮助她。我们将指出问题的关键通常都是由荷尔蒙失调引起的。变老就是荷尔蒙量减少的一个反映。你变老了,荷尔蒙也就没有了。

苏珊·索马斯:有什么方法能使我们的病人恢复到健康的状态呢?

斯赖温:我不能说能回到18岁那样的,但可以使她们的荷尔蒙量再恢复回来,达到平衡,再给她们些额外的支持,情况自然就不同了。

我也用电脑仪器来估量他们生理年龄的弹性、强弱和心血管等各个部分的胆固醇、甘油三酯、血糖和人体质量指数,我还为病人测试他们皮肤的厚度,从这个信息中我们可以得到源于病人身体强弱、皮肤弹性和精力各方面的情况。有些80多岁的老人出奇的强壮,像年轻人一样,而有些人就没有什么活力可言了。了解这些信息后,我们会制定不同的方案来提高他们的身体素质。许多老年人中存在的一个问题是他们并不提他们的身体健康状况,而是一味地靠吃药来维持胆固醇的状况良好,却从来不在乎他们身体各个机能是否正常良好。

苏珊·索马斯:在医疗实践中,你是否推荐排毒养身的治疗方法呢?

斯赖温:对于那些情况非常严重的病人有过,但对于那些稍微健康一点的病人我就会说:"如果你生活习惯健康,饮食适当,自身体内的排毒系统就会是正常的。只要保证你每天至少一次的大便,多喝水就可以了。"此外，人工色素和防腐剂都是有害的。

苏珊·索马斯：你是说，生活习惯，运动，睡眠良好，饮食健康，正确处理压力，这些就是成功抗衰老的关键所在？

斯赖温：你必须保持健康的生活习惯。作为病人而言，你必须对自己的身体负责，经常性地咨询医生，确定哪个医生才是适合你的。同时，也应该不断地进行自我教育。乳癌是女性进行自我教育的一个很好的例子。例如，许多女性每年都要去做乳房X光片检查，我觉得这只是在浪费时间，因为资料显示，做X光片会漏检肿瘤的几率是15%，也就是说，它的正确率只有85%，漏检的可能一般都发生在更年期前后的女性身上，因为她们乳房的密度不同（密度大的会很难发现肿瘤）。再者，X光片会有辐射，是致癌物，如果你已经有癌症，再去照X光片，就像是把一个鸡蛋压在X光机器里，蛋壳压破了，里面的癌细胞也就流了出来，加速扩散。有研究表明，用一只针插入乳癌内就会加速它的扩散。

我认为还有一个更好的检查办法是温度记录法。因为它测的是热度，热度是血液流动快慢的标志。一个癌细胞在血液流动没有加快的情况下是不能成活的，否则，只有通过血管再生术才能成活。在肿瘤生成前，它还必须建立一个自身的血液供应站，而血液供应也必将会使身体热度增加。

一个非常规的温度记录法可能会通过热度和血液流动来显示你身体内的雌激素，这会使你身体中从母体带来的黄体酮造成不平衡。如果它确实显示出有肿瘤的话，我就会接着给她做胸部的磁共振造影（MRI）。那样的话，我们就不用去照X光了，避免了辐射，就能得到你想要的信息。

我一贯的做法是要尽早地让她们注意,这样的话就不用去处理“你得了癌症,现在你准备怎么办”这样的问题了。总之,要使自己尽可能不得重病,就要保持荷尔蒙的平衡、很好的新陈代谢,保证维生素D的含量足够,及时地补充营养,这些都是你能够做到并能做得很好的方法。

苏珊·索马斯:确实是我力所能及的。谢谢你,斯赖温医生。

米勒医生：荷尔蒙与压力

米勒(Philip Lee Miller)医生是加利福尼亚 Los Gatos Longevity Institute 的创始人和医药总裁，也是《寿命延长革命》(The Life Extension Revolution)的作者。米勒医生有三十多年的临床经验，是美国防衰老医学会的专科医生，也在寿命延长基金会(Life Extension Foundation)里提供医学咨询。米勒医生的网址是www.antiaging.com.

苏珊·索马斯：不管是男性还是女性，开始因为荷尔蒙的流失而感觉到身体有点异样时，是否有解决之道呢？

米勒：确实。我所见到的大多数是职业女性。因为我的工作地点是在 Silicon 小镇，有些女性在 65 或 70 岁的时候还是想继续工作，她们希望自己不论是看起来、行动起来或是感觉起来都是年轻的、思维也能保持敏捷。

我至少要花一个小时来向她们讲这些症状的来龙去脉，我给她们做体检，把所有的检查一遍，确保没有什么落下了：什么是你曾经做的？什么有效？什么没有效？

然后，我们坐下来谈我对此会采取的一般措施，我也会根据这些情况和以往反复出现的问题试图来弄明白：哪种像是甲状腺的问题，哪种像是雌激素的问题，或是雄激素的，或是肾上腺的，还是脱氢表雄酮的问题。

苏珊·索马斯：我听得最多的是女性说没有了性欲。你会经常碰到这种情况吗？

米勒：这是我们社会里存在的一个令人费解的问题。当女性到了四五十岁的时候，就不再对性存在兴趣了，其实并不是这样的。病人总和我说："帮帮我吧，我以前一直都是享受这个过程的，我和我的伴侣过去都很有激情的，但现在我渐渐发现我不再从中得到什么享受了。"

苏珊·索马斯：荷尔蒙的流失带走了这种"感觉"，就像在体内消失了一样。你最近遇到的关于荷尔蒙替补的问题是什么呢？

米勒：在今天社会，可的松含量高是个大问题。人们总是这么地焦虑不安。我想"9·11"事件后的影响是很大的，还有现代人的生活方式也是个问题。可的松含量的增加会导致肾上腺过于疲劳，从而使得人没有了刺激和快乐。

当你肾上腺疲劳时，你就没有精神去处理内部压力，结果就会生病，就会有感冒或是支气管炎。或是你将承受很多的心理压力，在家或工作上表现为情绪低落，承受的个人压力。这些都会使得你不自觉地开始食进更多的糖分。

在过去的几年里，从我的病人中我发现可的松的含量不断攀升，人们越来越被政治因素和环境因素所控制，也被我们所谓的主流生活方式所影响。我们做了很多多余的事情，就像我们用手机，就是破坏了我们的生活。

我给她们的建议是：注意自己的生活，这里有你的爱人和孩子，而沉闷的电话里讲话的确实是某个不在身边的人。我绝对相信要经常打电话的话肯定会使人变得焦虑不安的。这是一些慢性疾病不断增加的原因。你知道，乳腺癌的原因之一就是压力，它经常是来自身体的、社会的和经济的压力的综合。

苏珊·索马斯：压力是荷尔蒙失调的结果吗？

米勒：是的。压力首先影响的是甲状腺和肾上腺素。如果你的肾上腺素含量降低的话，免疫功能就会减弱，因为你的免疫系统和你的甲状腺是相互联系的。免疫系统遭到破坏，疾病就会自然找上门来了。

压力会引发癌症、糖尿病和心血管病。我要告诉他们的是，压力不仅会引发重病以至死亡，而且也会使你和你的孩子、妻子之间产生距离和陌生感，也会使你性趣缺乏。所以，一定要好好地应对自身的压力。

苏珊·索马斯：那你是从心理、身体、精神之间的关系方面来处理所有的压力吗？

米勒：我的方法是将整个过程分为五个步骤。第一个步骤就是处理新陈代谢的问题，主要通过锻炼，补充营养，有必要的话可以吃吃粗粮。许多人有胃肠的问题，我会调查它的起源，因为解决了这些问题，才能更好地使荷尔蒙正常工作。

第二步是荷尔蒙的调节，但并不是简单地对病人说：“这是你的药方；开心生活。”这样是起不到什么效果的。病人要想自己的荷尔蒙有效工作，那么，她们就必须做一些基础的事情和增加营养，锻炼和补充些什么。

第三步是认知的。既然我们的荷尔蒙已经处理好了，心情也就好了；接下来，就开始协调你的认知能力了。这个是真正有趣的。例如，不用兴奋剂时，我们怎样提高我们的情绪？怎样使我们思维活跃起来达到最敏锐的状态呢？

第四步就是减压。在这个阶段，病人饮食好了，荷尔蒙也更平衡了，认知能力也提高了，她们应对每天变化的能力也提高了。但是，从某种角度说，他们的反应还是比较慢的，就像周围的东西是以每小时 175 米的速度转的，在她们眼中却只有每小时 25 米。她们没有降低她们的生活要求，但提高了她们应对食物的能力。

在这个步骤中，可以做瑜珈和冥想。这两种方式都能很好地减压。瑜珈还可以伸展筋骨，使我们的身体变得更灵活。它可以舒展韧带和腱，使我们的身体更有韧性。除此之外，瑜珈可以教你怎么样放松和呼吸。

第五步是结合自己的生活，将身心结合的过程。你怎样和你身边的人相处？你是什么人？又是一个什么样的人？你在干什么事？要去哪里？对我而言，这部分是我最满意的。

苏珊·索马斯：噢，太棒了！如果你要改变某些东西，你将改变我们生活中的哪些东西呢？

米勒：我想让更多的人能意识到要对自己的生活负责任。这并不是别人的错，也不是其他人的责任。你的生活就是你的。我们会与我们无法控制的事件抗争，却忽略掉我们自己能掌控的生活。

苏珊·索马斯：谢谢你这些绝妙的信息。

米勒医生的五大抗衰老建议

女性失去性趣与雌激素、睾酮或孕酮的水平下降有关。医生应该检测你的激素水平并调整恢复平衡。

确保身体获得常规的基础营养、锻炼和补充物。

为了强化大脑功能，与医生讨论有关含有胆碱的补充物的问题。

瑜珈和冥想都是有助减轻压力的重要方法。瑜珈能舒展四肢，放松由于年龄增长而变僵硬的韧带和肌腱，帮助人体恢复韧性。除此以外，瑜珈也教你学会如何放慢速度和做深呼吸。

为自己的生命负责并作出选择。我们都被很多我们无法控制的事情所困扰，但生命和生活是属于自己的，应该由自己来决定。你可以掌控自己的选择。

戈登·瑞诺兹医生：健康与压力

瑞诺兹医生30年时间都致力于妇产科的研究，之后又重返学校，取得了营养学博士学位。现在他研究的是生殖内分泌学。他还是一个很受欢迎的巡回演讲家。同时，他也是犹他州绿谷会所的成员之一。

苏珊·索马斯：我们来谈谈压力对于年龄的影响吧。

瑞诺兹：我们过去很大程度地加速了我们的生活节奏。我们一门心思地赚钱，获取更多的物质基础，做更多的事，一直处于混乱之中。压力会使我们的可的松含量增多，反过来，这会破坏荷尔蒙的平衡，抑制甲状腺的功能。一个更年期后的女性乃至是更年期前的女性，她的黄体酮通常是差不多没有了的。压力加速了这个过程。实际上，50%的35岁以上的女性是不再产生很多黄体酮的，这就可能影响到雄激素和脱氢表雄酮。而一旦黄体酮停止产生的话，她身体内的其他荷尔蒙就处于不平衡状态了。

25%的女性可以很愉快地度过更年期，也有25%的女性却很痛苦，而剩下的50%就是很平常地度过的。那些能愉快度过的人无其他特别，只是她们没有很多压力，保持了充分的营养和经常锻炼而已。

有趣的是，在第三世界国家里的大多数妇女是没有更年期问题的，“更年期”这三个字压根就不存在于她们的字典里。她们当中大多数人都不会有什么强烈的反应或者其他任何典型症状出现。区别在于哪里呢？就是压力！

苏珊·索马斯：所以，美国女性是在为她们什么都想尝试而付出代价。

瑞诺兹：确实。你结束了一天枯燥的工作后，累得要命。相反，我们国家有5万多活过100岁的老人。当问及长寿的秘诀时，他们都说得归因于一个好的饮食习惯。再者，寿命长的人都是胰岛素敏感性强的，他们没有胰岛素抵抗。加上他们有一个乐观的心态，他们从来不消极地想问题，总是非常地积极。有些人戏说要远离医生和医院。实际上，在我们国家，有3～4成的死亡都是治疗引起的。包括外科手术或者是药物。

苏珊·索马斯：那确实比较可怕。所以，还是要回归到饮食和生活习惯上来？

瑞诺兹：对。荷尔蒙失衡是一个非常重要的因素，这就是为什么女性在30多岁的时候就开始向专家咨询荷尔蒙问题，而男性要到40岁才开始。但是，最主要的因素还是饮食。没有均衡的饮食，你就有可能有胰岛素抵抗、Ⅱ型糖尿病以及所有相关的问题出现。

苏珊·索马斯：你能解释一下关于雌激素主导问题吗？

瑞诺兹：它是和黄体酮之间失去了平衡。雌激素是一个成长型的激素，也是一个活跃的激素，所以，它是负责睡眠和情绪变化的，而黄体酮倒是非常平静的荷尔蒙，也是与雌激素相平衡的。

从一个妇产科医生的角度来看，其中一个最重要的原因是女性 40 多岁开始就抱怨体重增加。尽管锻炼和饮食都很规律，但也仍然会发胖。

当然，这是一个主要的线索，从中我可以知道她们的黄体酮是不再产生了。她们雌激素占主导，激素处于失调状态。但是，雌激素似乎是不会使人发胖的。更重要的是，雌激素主导抑制了甲状腺，它抑制了甲状腺素，或使 T4 向 T3 的细胞含量转变。T3 是迄今最有潜力的甲状腺荷尔蒙，它很少能检测到；即使能检测到，也不是很准确。但它也至少能给我们点信息。

疲惫的状态加上脂肪沉积也能形成甲状腺变化。你知道，荷尔蒙是一起工作的。如果一个荷尔蒙出了问题，整个荷尔蒙系统也会出问题。

苏珊·索马斯：今天人们的寿命要比过去更长，在这么长的生命里没有有质量的生活就没有了乐趣。你是怎样看待人们用抗抑郁药来应对压力和焦虑的呢？有很多像我这样年龄的女性多多少少都在服用抗抑郁药。

瑞诺兹：我不喜欢用抗抑郁药，我从来没有给我的病人开过这个药，也不想开。今天医学上的一个重要问题就是维护健康组织（Health Maintenance Organization, HMO）。一个医生看一个病人的时间大约就 8 分钟。在这 8 分钟里，医生除了开个药方还能干什么呢？这就是我们沿用到今日的看病方式，就是一个开药方的地方。医生不再有时间坐下来和病人一起研究病况进展如何。

我到这个年纪还在继续工作，就是因为我现在所做的事是有别于医生的。当我第一次开始行医时，我就和我的病人谈，教她们如何去做保健。这是现在的医生很少做的。

比如，男士们要了解为什么雄激素含量会比以往减少得更快。冠状动脉心脏病是和雄激素的含量低有关的。这不仅是机能障碍和性欲问题。如果雄激素占主导的话，他就可能得前列腺癌，因为这更像是由雌激素引起的，而不是雄激素。但医生是如此地忙，又怎么有时间坐下来和人们谈论这些呢？所以我说，还是必须由自己对自己的健康负责任。

那怎样告诉每一个人呢？当你对甜食上瘾时，怎样去戒掉呢？你不能每天吃糖，要保持健康。糖可以作为一个报酬、一种奖励。有很多学校都在食堂里杜绝垃圾食品，他们要教育孩子们，但都是竹篮打水。不过这是一个好的开端，只是家长们都没有参与进来。他们工作都很忙碌，在没有发生什么事故之前是不知道防患于未然的。现在人们的一日三餐，有40%都在饭店里或是叫外卖。

我们有很多健康问题，从细菌繁殖到炎症再到胃酸逆流，越来越多的食道癌都很有可能是胃酸倒流引起的。我们的整个医疗系统处在混乱之中。

但我也看到了一丝希望。如果人们掌握并拓展这方面的知识，他们可能就会想到保健。一步一步地，我们会得到更多的信息，现状就会发生改变。这是我所追求的。

苏珊·索马斯：谢谢您！

瑞诺兹医生五大抗衰老建议

管理健康的数据是饮食。没有好的饮食,会得胰岛素抵抗、II型糖尿病以及所有与之相伴的疾病。

睾酮水平下降比以往提前了10年。冠心病的发病率与睾酮水平相关,这不仅仅关系到性欲或阳刚的问题。为了保持健康,男人应该拥有平衡的睾酮水平。

对于更年期来说,那些平稳度过且没有多少压力的女性可以保持营养并多参加体育锻炼。

女性应该在35岁左右就开始考虑激素补充的可能性。男性可以到40岁开始。

对自己的健康负责,对医生所说的任何话都可以挑战。

排毒养身及环境对健康的影响

祖先传给我们的那种纯朴而又无污染的生活方式已经不复存在，我们正经历着人类从未经历过的环境侵害。想想吧：与化学物质、防腐剂、假冒食品、劣质油相联系的现代生活和以往是多么不同！劣质食品、化学物质和毒素正对我们的健康状况产生着负面影响。

生活方式与延缓衰老

记者采访一位104岁高龄的妇女："活到104岁，你认为最棒的事情是什么？"

那位妇女简单地回答说："没有来自同龄人的压力。"

衰老是生命的一部分。身体的每个细胞都有其各自的功能。心肌使我们的心脏得以跳动。大脑神经细胞使我们能够思考。这些细胞功能都是由体内的激素来维持的。读到这里，你就知道激素的流失正是衰老的标志。正如本书中几位医生说的那样：不是激素随着我们衰老而减少，而是我们随着激素减少而衰老。

衰老的第二个因素来自被破坏的环境和我们身边无所不在的有毒物质的影响，它们使得我们提前衰老。我们的身体正经受着一种人类前所未有的侵害。我们的环境被污染，我们的食品有毒，我们的水源受污染，生活压力日益把我们压垮，我们服用着太多的致病药品。

抗衰老医学明白这种侵害。事实上，抗衰老医学是由西方一些医生带来的一个比较新的医学专科，那些医生意识到我们生活在一个已经变化了的世界，一个受到污染、充满压力的世界。我们的寿命在延长，而主流医学的大部分却没有跟上这个发展。换句话说……它们正日益失去作用。就像战地医生那样，这些抗衰老医生正在为衰老中、受环境所伤的身体进行治疗，然后通过解毒、激素替代、能量替代和补充以及纯天然食品来扭转这种损坏。

主流医学专注于治疗衰老进程中的症状，而抗衰老医学专心治疗导致衰老的原因。这是一门功能医学，它让身体恢复到最佳功能水平。逆转或者延缓衰老的唯一办法就是预防或者试图扭转衰老进程中潜在的疾病。我们必须转变思维方式。

衰老、解毒、环境

每天每时我们都暴露在成千上万的有毒化学物质面前。它们无处不在，无时不有。它们是我们致病的一大原因。

我小时候，在我们厨房的水池下面没有那种装满化学制品的小箱子。我的母亲用象牙肥皂洗碗。如果我们在临下雨前遭遇蚂蚁群袭，母亲就会冲洗踢脚板并用肥皂水渗透其顶部。我们食用的食品也不会标示是有机的，因为那时的食品都是有机的。我们也不用杀虫剂喷洒蔬菜和水果。如果母亲发现菜园里的蔬菜和水果上有虫子，她就用肥皂水冲洗叶子。

我们的牛奶是装在玻璃瓶里的，婴儿也喝这样的牛奶；我们食用的肉类是用白色包肉纸包裹的。我们也不用泡沫塑料杯喝汽水和咖啡，那时根本就没有这些东西。我们的食品没有防腐剂，食用的肉类也不含激素。那时的大海是清澈的，我们食用的鱼类体内不会充满水银和其他有毒物质。那是一个纯朴的年代。

长大后，我喜欢上了漂浮沙士——夏天，母亲就会买一瓶沙士和一盒香草冰激凌来制作这个美味的甜点！整整一年我就等着那一次的甜点。我们没有数不清的无处不在的六听装汽水和可乐。那时，每天都能吃到的普通甜点，对我来说简直是一年一度的盛宴。我们也喝牛奶——不含任何那些你说不上名的激素和添加剂的牛奶。如今，我们随身携带着被称为"大口饮"的大塑料杯，里面灌满了添加阿斯巴甜糖或其他人造甜味剂的汽水。在无糖口香糖、可乐饮料、糖果和其他我们日常食用的食物中都能发现阿斯巴甜糖，它是由化学物质制成的。

糖果不再是稀罕之物，日日都有，而我们的孩子也正显示出由此带来的影响。成人糖尿病现在被叫做Ⅱ型糖尿病，就是因为许多孩子也患有这类糖尿病。如今Ⅱ型糖尿病在青少年糖尿病新增病例中所占的比例高达45%。15年前，在所有新诊断的儿童和青少年糖尿病中，Ⅱ型糖尿病的比例不到3%。而且，现在的孩子糖果吃得太多，以至于在他们身上还显示出了一些心脏病症状——心脏病！这真是一个悲剧。

有谁曾听说过酞酸酯这个词吗（一种挥发性物质，来源于现代社会中应用于食品包装的所谓无毒塑料）？事实上，我们每天都在不知不觉中食入了很多的塑料，以至于政府制订了一个我们可以"安全"摄入的每日平均量。这些钛酸酯或塑料一旦进入我们的身体，就会紧紧地吸附在我们的细胞上，并大搞破坏。它们会破坏激素受体，导致性能力和精力的丧失；它们也会破坏大脑化学物质，导致学习障碍和过度兴奋；它们还会在器官中蓄积，从而引发前列腺癌、乳腺癌、肺癌和甲状腺癌。在日常使用的工业合成品中，从塑料浴帘到口红，我们也都能发现这些毒素。"新汽车"的气味就是来自于塑料仪表板中挥发出的酞酸酯气体，车子在阳光下暴晒一会以后这种气味就尤其强烈。人们已经知道酞酸酯会损害肾脏和肝脏，并危害胎儿发育。

还有谁听说过二恶英这种化学物质吗？二恶英是一种人造化学物质，如今它在我们的食物中几乎不可避免。二恶英一部分是在塑料、杀虫剂和其他化学物质的生产过程中产生的。从工厂烟囱喷出后，二恶英就进入到云层，接着又随着雨水降落到泥土中，再被植物所吸收，而这些植物正是人类和动物的食物来源。当你用塑料包裹食物，再用微波炉烤的时候，塑料中的二恶英就会产生出致癌物质。二恶英是人类所知的最易致癌的物质之一。像二恶英、酞酸酯这样的有毒化学物质到处都是——我们呼吸的空气中、饮用的水中、吃的食物中以及承载着我们未来的土壤中。

塑料充斥着每一个家庭、办公室、机构、生产场所。它被用于建筑材料、建材产品及家居装饰品、塑料婴儿瓶、婴儿手抓声响玩具、出牙期玩具、婴儿床塑料缓冲护围、汽车座椅、床垫、厨房设备、各类时装鞋和运动鞋、输液管、电脑外壳、汽车仪表板及内层涂料、电线外皮及电缆、地毯背衬、化妆品、笔记本封面、衣服、盘子、桌布、浴帘、马桶座、小器具、游戏等等甚至更多的东西上。这些塑料不仅侵入我们的食物，还渗透到我们呼吸的空气中，以此就轻易地进入了我们身体的每一个器官。任何你在空气中闻得到气味的化学物质都会进入你的血液，最终散布到你所有的器官中。

目前，生产的化合物大约有50000种：其中，10000种被用在食品加工中，还有3000多种被添加在食品中。单单饮用水里面就含有700多种的化学物质，其中就有氟化物。这是一种剧毒物质，在欧洲9个国家被禁用。饮用水中的氟化物一部分会沉淀在我们的骨骼中。研究表明，这种沉淀物会影响骨骼强度，那些饮用含氟水长达 12 年之久或更长时间的人，无论男女，65 岁以后髋部骨折的危险就会增多。

重金属，尤其是水银，是隐藏在我们食物中的另一类致命有毒物质。通过食用生活在河口那些受污染的鱼类、贝类和小型鱼类，我们就有可能摄入水银这种有毒物质。像旗鱼、鲭鱼、金枪鱼这些大型鱼类以捕食小鱼为生，这样那些重金属就会在它们的肉中蓄积起来。似乎没有足够的途径污染我们的食物，此外，事故性溢漏、高污染的通商航运业、焚烧炉以及其他一些污染源也加剧了这类污染，是它们把我们带到了现在的这种生存环境。

此外，空气污染、烟草烟雾、烟雾、汽车尾气、杀虫剂、除草剂、紫外线及药品都会在体内产生导致疾病的自由基。自由基会引发炎症反应，会导致寿命缩短的慢性疾病的发生。再来看看下面这个情况：普通的家用地毯会释放出十多种化学物质。在我们的家里，那个我们待的时间最长的地方，有油漆、溶剂、杀虫剂、润滑油、汽油、割草机油罐、加热汽车引擎、暖气炉、气体干燥器、燃气热水器、洗衣机——这些都可能是污染物，而我们对此从未考虑过！

从环境中释放出的化学物质会在我们体内存留多年，从而对我们身体的重要器官和腺体造成巨大的损害。事实上，在人体组织中已经发现了 400 多种有毒化学物质。这种增加的毒素负担结果就会导致各种大小疾病：免疫功能降低、关节炎、风湿病、激素失衡、神经中毒、白血病、肥胖、慢性疲劳、忧郁症、生理障碍、ADD（注意缺陷障碍），当然还有癌症。

我明白在你的家里、工作中以及你身边所拥有的很多东西都是日常乐趣。你还不打算把大部分都处理掉。然而,有些东西你是可以不用的,尤其是你已经知道了它们的危险以及对身体的影响,你也明白了为什么你会患有一些似乎摆脱不了的慢性疾病。写这些不是为了吓唬你。我只是想让你有更强烈的意识,这样通过清除一些物品,购买力所能及的优质食品,以及在你感觉到讨厌的化学中毒的负面影响时去求助合适的医生,你就可以减少有毒化学物质对你和你家人的影响。

掌管你的环境

为你的家庭购买高质量的空气及水质净化系统。

尽可能购买棉或羊毛等天然纤维服饰、寝具及家庭陈饰。

使用天然木地板或瓷砖,不要用地毯。如果选用地毯,就挑选天然纤维羊毛毡子和地毯。

购买安全、天然、无毒的油漆和家用清洁剂,以此排除合成毒素。

用微波炉加工食品时,使用玻璃杯盛放食品,不要使用塑料包装。

生活中尽量想办法不用塑料:用玻璃杯喝水,用玻璃瓶加热婴儿牛奶,使用织物浴帘代替塑料浴帘。

想办法不用化学物质消除家里的虫害和鼠患。

虽然我们可以限制化学物质的污染,但空气、水源和土壤中的化学物质大大超出了我们所能控制的范围。空气污染、烟草烟雾、烟雾、汽车尾气、有毒杀虫剂、除草剂、紫外线以及药品都会在体内产生自由基。然而,我们确实可以控制我们的饮食和生活方式。我们做出的选择也会影响到我们的器官、组织和腺体。身体的所有重要器官中,受现代饮食和生活习惯危害最为严重的就是结肠和肝脏。肝脏正在痛苦地呻吟着,努力地分解所吸入的大量药品和毒素。结肠本身的功能是作为一个顺畅的流通系统，把消化后的食物残渣及时有效地排到体外。然而，它已经变成了一片停滞污浊的荒原。想起来这不是件愉快的事，但我相信假如我们能看到我们在消化系统中所埋下的东西，我们会在一夜之间马上改变我们的饮食习惯。选择纯天然食品、健康食品就是我们控制环境侵害所能做的一件事情。

今时今日，该是我们对促使衰老的环境采取措施的时候了。祖先传给我们的那种纯朴而又无污染的生活已经不复存在。我前面说过，我们正经历着人类从未经历过的环境侵害。这不是耸人听闻。想想吧：与化学物质、防腐剂、假冒食品、劣质油相联系的现代生活和以往是多么不同！想想快餐连锁店里使用的食用油，想想我们食用的一切加工食品，所有这些劣质食品、化学物质和毒素对我们的健康状况都有着负面影响。

这些思维新颖的医生可以帮助我们扭转这种损害。现在还为时不晚。掌管你的健康和个人环境吧。如果你换了一个又一个医生仍找不到你的问题根源或者你过于依赖药物，那么一位优秀的抗衰老医生也许能为你找到答案。

炎 症

几乎每星期都会有新的研究发表，揭示"炎症"伤害我们身体的新发现。"炎症"一词已经被用滥了，以至于没有人会真正停下来问问自己究竟什么是炎症。

炎症有好有坏。我们切伤手指的时候，就会引发炎症反应，伤口会肿胀、充血,有时候更严重的会引起感染。但是,因为有炎症,伤口才会渐渐愈合。另外一个例子:正是炎症,使得裂片周围的组织发红或者导致受伤的脚趾肿胀。炎症是人体的自然愈合机制。当有害细菌侵入体内时,炎症会激起人体的防御反击。一旦这一过程平息下来,伤口就开始愈合了。这种炎症是有益的,它使身体处于最佳状态。

我们的错误在于:只要一感觉有发炎症状,我们就跑去看医生,要求医生开些药来消炎。毕竟,炎症会引起疼痛,这是很痛苦的。肿胀使人不舒服,充血使人疼痛,炎症感染会有脓水渗出,这不仅令人疼痛,而且影响我们的外观形象。

我们仍然没有意识到炎症是我们身体自我愈合的一种方法。当我们通过吃药或涂抹药膏阻止这一过程的时候,我们也扰乱了身体自身的体系。如今药物取代了身体本身的自然愈合能力;结果疾病治愈的时间就延长了。炎症进一步深入体内,并持续存在。这样的炎症就会对身体有害。这就是有害的炎症。

炎症的症状并不总是像裂片周围的充血、肿胀那样明显。炎症也可能会悄无声息地潜伏在体内,让我们无所察觉。有时候这个问题是由遗传导致的(我们遗传所得的疾病),有时候是环境因素使得炎症持续(比如抽烟或者食用由假脂肪制成的高脂肪食品),因为诸如这些习惯会导致动脉斑块的产生和其他问题。在这些实例中,炎症就变成慢性的而不是急性的了,持续的时间大大超过了必要的时间。当出现这种情况时,身体就会自我攻击,通过炎症反应对正常细胞进行攻击。这一过程中就会出现各种各样的疾病。

慢性炎症对人体有害。事实上,慢性炎症很可能是引发许多可怕的中老年疾病的诱因。高糖高脂肪的饮食，缺少或者没有体育锻炼，我们西方的这种生活方式使得身体更容易发炎。

C-反应蛋白和炎症

当今社会，心脏病、癌症和中风是健康的三大杀手，而慢性炎症在这三种致命性疾病的发展过程中扮演着重要的角色。如果你的体内有慢性炎症，是可以检测出来的。其中最有效便捷的检测体内炎症的方法就是C-反应蛋白（CRP）血液测试。它检测血液中的一种蛋白——C-反应蛋白——这是动脉内壁炎症的标志。C-反应蛋白浓度高，则表明不稳定性动脉粥样硬化斑块的风险增加。当动脉斑块不稳定时，斑块就会破裂进而堵塞冠状动脉的血液流通，结果导致急性心脏病。

假如你去做CRP测试——你应该去做——你要让你的C-反应蛋白值低于0.5。高于0.5的任何数值都是不健康的标志。此外，请你的医生给你预定一个"高敏感度"CRP测试。因为很多实验室使用的标准测试没有测量CRP精确值，而这对于充分确定心血管疾病患病危险率是必要的。《延年益寿》杂志推荐通过邮件或者拨打电话1-800-208-3444来订购一种价格便宜的高敏感度CRP血液测试。我和这项服务没有任何关联，但我觉得了解一下对你会有好处的，你可以在家里做这个测试，然后再把检测结果送给你的医生解读。而为你解读这个结果的最佳人选就是抗衰老医生。

现在就控制慢性炎症吧，别等到以后被慢性炎症所控制，不要等到追悔莫及的时候。炎症方面的专家指出，CRP值达到3.0mg/L或更高时，你患心脏病的风险将是常人的3倍。CRP值高的男性在接下来的6

年内患心脏病的可能性是CRP值较低男性的3倍。同样的数值对于女性的危险性则更高。相反地，CRP值特别低的人（不到0.5mg/L）几乎不得心脏病。

那些C-反应蛋白高的人不仅容易得心脏病，而且中风的几率也比常人高出两三倍。已经患有中风的人，高水平的C-反应蛋白预示着可能会患上另一种中风或心脏病或者在下一年内死亡。

许多医生都不知道血液中C-反应蛋白水平高的人患上某些癌症的风险也会增加。慢性炎症引起正常细胞的癌变，同时也会增加已有癌细胞的扩散。血液C-反应蛋白含量特别高的人患结肠癌的可能性是常人的3倍。

有时候，早期炎症周期的原因是很明显的，就像慢性胃灼热，胃酸不断地浸润食道内壁，使人容易患上食道癌。

除了癌症和心脏病，慢性炎症还会涉及各种各样的疾病，如心瓣膜功能失调、肥胖症、糖尿病、心脏供血不足、消化系统疾病以及老年性痴呆症——所有这些“老年病”。

根据延寿基金会出版的书籍《疾病的预防与治疗》（第四版），“衰老会促使致炎性细胞因子（具有破坏性的细胞信号传递化学物质）的增加，这会加剧退行性疾病的发展”。

致炎因子通过诱发自体免疫反应而引起各种过敏；通过侵袭红细胞生成素（一种通过骨髓干细胞促进红细胞生成的激素）而引发贫血；通过损害心脏瓣膜的慢性炎症导致主动脉瓣狭窄（即主动脉瓣变窄）；以及通过损害关节软骨导致关节炎。致炎因子还有其他的龌龊事。它们会引起心脏供血不足，因为慢性炎症会导致心肌无力；它们的增多会导致肌纤维痛;它们还会导致自体免疫反应从而引起狼疮。肾功能衰竭也是由致炎因子导致的,因为致炎因子阻碍了肾脏的血液循环并损害肾单位,肾单位是肾脏中清理血液代谢垃圾的过滤单位。

还不止这些。炎症还会损坏脑细胞。CRP 值处于上四分位数的人感染老年性痴呆症的可能性是常人的 3 倍。

在我母亲生命的最后 10 年,她患上了黄斑变性,她的双目几乎完全失明。黄斑变性是一种损害眼睛黄斑(中央视网膜)的慢性眼病。美国有 1000 多万人患有黄斑变性,它是 55 岁以上老年人致盲的主要原因。美国医学协会发表的一份新研究表明,全身炎症反应会增加黄斑变性的患病风险。此次研究调查了 930 名受试者,发现 CRP 水平高的人明显地更有可能发展成后期黄斑变性。研究得出结论认为:高水平 C -反应蛋白是年龄相关性黄斑变性患病的一个独立高风险因素,这也可能暗示了炎症反应在年龄相关性黄斑变性发病机制中起着作用。

看到母亲举步蹒跚,摸索着在家里行走的时候,我是多么痛苦。如果我们当时就知道 C -反应蛋白测试,也许我们就能够在疾病恶化之前阻止它的进一步发展。黄斑变性毫无预兆地袭击了我的母亲。在她 70 多岁时的一个早上,一觉醒来,母亲却发现眼前一片漆黑。除了边缘模模糊糊的一团外她什么也看不见了。尽管她适应得很好,但这真是一个大灾难。要是当时这事发生在我身上我真不知道会怎么办。我为母亲而心痛。我希望母亲再次看到她曾经看到的一切,但我们无能为力。

就像失控的大火一样,全身炎症有时候很难控制,对于老年人和肥胖者尤为如此。幸运的是,我们有办法降低升高的 C -反应蛋白,最好的办法就是找一位抗衰老医学的医生,因为 C -反应蛋白增高是衰老导致的。其他预防全身炎症失控情况发生和降低 C-反应蛋白的方法有控制压力、合理饮食以及服用适当的消炎补充剂。

延寿基金会推荐以下补充剂和一些降低 CRP 水平的手段：

- 维生素 E
- 琉璃苣油
- 鱼油（非常重要）
- DHEA 替代
- 维生素 K
- 荨麻叶萃取物
- 布洛芬，阿司匹林，或者一种抑制素（饮食和补充失败时可尝试）

至于生活方式，再一次强调睡眠这个因素。如果你跳过了"睡眠的重要性"这一部分的话，那么请你现在就去读一下。睡眠不足会明显增加致炎因子，这就解释了为什么在各种疾病中睡眠不足时疼痛会加剧。更年期女性容易出现高水平的 CRP，就是因为激素失衡导致失眠所引起的。这好比多米诺骨牌效应：激素失衡，导致失眠，疾病趁机侵入，结果 CRP 升高，等等。

甚至适度的睡眠限制也会对致炎因子水平有负面影响。在得出这一报告结果的过程中，延寿基金会主持的一项严格控制的研究发现，睡眠不足会导致男女两性体内的炎症标志物 IL-6 平均增加 40% ~60%，而男性体内 TNF-a 水平增加 20% ~30%。TNF-a 和 IL-6 都是潜在的前炎性细胞因子，包括全身炎症。这个例子再一次说明恢复激素平衡的重要性。平衡的激素给予你良好的睡眠！

我强烈希望你严肃对待炎症。如果你长期咳嗽，如果你长期胃部不适，如果你夜不能眠，如果你腿部疼痛，如果你长期疲劳，如果你时常清嗓子，如果你呼吸困难，如果你经常感到恶心——这些都是炎症的症状。最重要的是去做一个C-反应蛋白测试。

记住：随着年龄增长、激素失衡（男女都如此），我们失去了“消除”炎症反应的能力。由于遗传、不良的饮食及生活习惯，年轻人中也出现了这一问题。如果你继续抽烟，继续不注意饮食，那么你在挑战你的身体，使之长期发炎。你身体的免疫系统最终将以攻击自身动脉、脑细胞、关节软骨和每一个器官系统而告终。

一些我们没有当回事的症状，如长期咳嗽或嗓子沙哑，正是身体在向你述说，警告你可能发生的状况。倾听身体的声音并做出改变吧。一个简单的血液测试就可以让你走上健康大道并且改变你的生命历程。我们并非一定会遗传我们祖先的疾病，除非我们继承了他们不健康的饮食和生活习惯。做出一些简单的改变，你就有机会改写你家族的历史进程。

盖里切尔医生：抗衰老医学

盖里切尔(Galitzer)医生是抗衰老内分泌学家，他在洛杉矶和加利福尼亚州的圣塔芭芭拉从事能量医学研究并处于医学突破的最前沿。

苏珊·索马斯：感谢你能抽出时间接受我的采访。我注意到在媒体界抗衰老医学备受指责。他们无视抗衰老医学，似乎这不是真正的医学。

盖里切尔：抗衰老医学是非常真实的，它试图增加人体能量。因为衰老过程和人体能量缺乏有关，通过恢复细胞、器官及新陈代谢的理想生理机能和最佳功能，我期望能使身体获得再生。问题在于随着我们渐渐变老，身体的能量也渐渐衰退。作为一名抗衰老医生，他面临的挑战在于：如何提升老年人的精力？如何才能使他们获得更多的能量？我使用了许多静脉注射治疗，如静脉注射维生素C或谷胱甘肽，这些都是增加能量的很棒的方法。我也使用草药或其他方法如解毒来清除体内的毒素。

为了帮助人们提升精力，主流医学使用的是甲状腺激素、生长素、可的松和波尼松。在抗衰老医学中，我们使用生物同源性雌激素和黄体激素来恢复精力。生长素似乎也有帮助。一旦我们能够增加一个人的精力,接着我们就可以开始让他们的身体再生的过程。

苏珊·索马斯:为什么我们会随着年老而失去精力?它到哪里去了?

盖里切尔:这有身心两方面的原因。从生理上讲,我们暴露于太多的环境毒素面前,包括像铅和汞这样的重金属,这些暴露代表了主要问题。

汞是最厉害的一种环境毒素,比砷和铅还要危险。在我们这个社会里诸如此类的重金属已经泛滥成灾了,它们正在使我们生病。在抗衰老医学中,我们致力于为身体解除这些重金属毒素。

苏珊·索马斯:我有一个朋友,他是一位著名的木箫演奏家,他只吃素食和生鱼。他的生活方式很健康,但他的医生却发现他的体内汞含量超标。为什么呢?

盖里切尔:这一定是来自于环境污染。这是一个大问题,它正影响着这个星球上每一个人的健康。金枪鱼和旗鱼是海洋中两种大型凶猛鱼类,两者体内都可能含有水银。你那位音乐家朋友在吃鱼之前应该先吃一些绿藻,这种绿藻能有助于找到肠道中的汞并将之排出体外。

在工作过程中,我发现有些人对汞具有抵抗力。由于某种无法理解的原因,这些人可以暴露于汞面前,却不会出现任何问题。但大部分人对汞没有抵抗力,他们就是那些抱怨慢性疾病的人。我们会发现铀和砷这两种化学物质。这部分是由于水资源污染造成的。如果有人患有癌症和汞中毒,我不会设法把汞取出来。相反,我会设法通过补充硒来中和体内的汞,每天使用200微克到400微克。

苏珊·索马斯：几年来，我一直都在早上喝的奶昔中加入上述量的硒。人们应该补硒吗？我看到书上说硒有抗癌和抗病毒的作用。

盖里切尔：补充硒是一个好主意，但不要服用太多。

苏珊·索马斯：如果一个身体健康并对自身健康很关注的人来找到你，你能为他们做些什么呢？

盖里切尔：我们有一系列各种各样的评估，都很全面。例如，我们测量人体的脂肪和含水量。我们有一种一分钟测试，将电极放在手腕和脚上来测量体内脂肪。我们还想了解他们的基本代谢率以及他们要达到减肥的目的所需摄入的卡路里量。我们要了解他们的细胞内是否含有水分；健康人有60%的水分在细胞内，40%在细胞外。这有助于我们确定他们细胞膜的健康状况。根据这一信息，我可以确定他们的活力水平以及他们再生和创造这些细胞的能力。

接下来，我们还会做一个心率变化测试来检查一下神经系统。我们让他们站立几分钟，并且监控他们的心率。这个测试让我知道他们的肾上腺有多强壮。

之后，我们做的测试叫做血液/尿液/唾液测试，或BTA（生物区评估）。BTA和病人的居住地有关，是以20世纪50年代起源于法国的一个测试为基础的。当时，法国政府研究了不同地区的癌症人群。他们发现有的地区癌症很多，有的地区癌症几乎没有，因此，他们聘请了水文学家路易斯·文森特（Louis-Claude Vincent）来调查其中的区别。路易斯得出结论认为土壤和水质最健康的地方，就少有癌症患者；而土壤和水质不健康的地方，就有大量的癌症患者。

唾液测试告诉我们淋巴和消化系统的情况。血液测试让我们知道从细胞中排出了什么。尿液测试则让我们了解病人的排毒状况如何。

通过做这些测试,我们发现通常人们的体酸太多,他们的血液PH值太高。这就意味着肝脏这个血液解毒的器官过滤功能不是很好。从另一方面讲,一个健康的肝脏能够过滤和清洁血液。拥有了一个健康的肝脏,人们才能一觉安睡到天明。相反,肝功能不好的人,常常在凌晨大约一两点或三点就会醒来。

苏珊·索马斯:你让我用肝脏滴剂来解毒,还有其他方法吗?

盖里切尔:有。每天早上拿一个柠檬,切成两半,再把两半的果汁都挤到8盎司的水里。其他为肝脏解毒的天然方法有食用胡萝卜、甜菜、绿皮西葫芦、南瓜、豆瓣菜和洋蓟。

苏珊·索马斯:我深信良好的饮食可以抵抗衰老。以你的观点,合理饮食有多重要?

盖里切尔:把你的身体想象成法拉利汽车。你必须给你的法拉利使用高辛烷值燃料。同样地,你的身体也需要优质燃料。平衡的饮食是关键,它包括水果和蔬菜等纯天然食品。有机食品最好。这包括肉类、散养鸡肉和鱼类——这些没有抗生素和激素且天然喂养生产的蛋白质。

苏珊·索马斯:此外,还有什么是重要的呢?

盖里切尔:人们健康的最大障碍就是压力。在我看来,似乎我见到的每个病人都告诉我他们的压力有多大。学会解压是一种挑战。每个人都承受了超出能力范围的压力,结果,他们受压力驱使。当然,你可以排解毒素、合理饮食和锻炼身体,但控制好你的情绪和精神状态是你能够采取的最重要的措施。

把注意力集中在让你感觉良好的事情上,然后,用这良好感觉带给你的能量来解决碰到的问题。向人们或某个人或某样东西表达你的爱，爱你的妻子、孩子、狗和病人，爱湖人队。如果这方面你还需要进修课程，那么就去听听甲壳虫乐队的歌曲《你最需要的是爱》，然后做孩子一直做的事情——想象，想象自己绝对健康，生命的每一天都很健康；想象自己精力充沛地活到100岁；想象自己是长驻世界的长寿大使。

在生活中寻找乐趣，在你所做的一切事情中——工作中、家庭里、朋友中，做孩子们做的事情——寻找乐趣。有人说他们的生活中没有乐趣，因为没有人一起同乐。我建议他们把他们自己个人能做的全部的趣事列一个清单。

对生活感恩，对家庭感恩。用心去感受穿越你身体的宇宙能量。如果你能够在生活中这样去做，那么你就能使身心合一，长寿也就会随之而来。

苏珊·索马斯：假如有人已经把他们自己糟蹋到底了，吃得很差，抽烟，酗酒，熬夜，一生都在过度工作，然后他们过来向你求助，如果他们愿意做出改变，你能扭转他们的健康状况吗？

盖里切尔：可以。从来没有不可以的理由。我相信每个人都能变得更健康。许多人问：“病人对医生的信心和医生对病人的信心哪个更重要？”我认为医生对病人的信心来得更重要。因为当医生对病人有信心时，病人立刻就会感受得到。一旦病人有了信心，一切皆有可能。

这种医学手段的技巧就在于从病人的既定健康状态开始慢慢地提高他们，有时候也会很快，这取决于他们的既定健康状态。对有些病人，我不得不从最基础开始。举个例子，假如他们对垃圾食品上瘾，我就给他们看公路巡逻员是如何用可乐清除公路上的血迹的。

每个人都在以他/她自己的步伐前进。我为他们修订计划，我告诉他们说我不指望他们明天就能戒掉可乐和垃圾食品，这是一个渐进的过程。他们开始做一点点事情然后会感觉好些。之后，如果他们又回到了老样子，并且意识到他们是多么难受，这时，他们就会又回到正确的道路上来。

不同的人衰老进程也各不相同，承认这一点也很重要。有的人 80 岁的年龄却可能有 90 岁的骨龄和 50 岁的头脑。许多老年人在摔了一跤后就恢复不了变得不能动弹，他们的思维不能适应这种情况。由于静止不动，他们会患上肺炎；一旦得了肺炎又加上骨折，存活就困难了。

但是，真正的关键在于不同的器官衰老的进程是不同的。我的工作就是找出你的哪个器官衰老得最快。这样，提高蛋白再生能力的某些物质，如生长素，就会被用到这个器官上。

苏珊·索马斯：我认为人们并没有真正意识到主要激素的消退所带来的重大影响，我指的是肾上腺、可的松、胰岛素和甲状腺。女性们都了解那些次要激素——雌激素、黄体素、睾丸激素、DHEA 和其他一些激素。在我看来，在抗衰老医学里，似乎你首先应处理主要激素。

盖里切尔：这好比一场篮球赛。来到我这里的六位女性就是六位选手；另外六位选手就是睾丸激素、雌激素、黄体素、胰岛素、甲状腺和可的松。我的工作就是让这些选手合作，把球赛打好。

达到这一目的的一个方法就是通过“代谢体质分析”测量身体对糖的反应。你的代谢类型描述了你的激素弱区——你最需要加强的地方。例如，我的病人中 50% 是“肾上腺型”；15% 是“胰腺型”；另外 5% 可能是“生长素型”。通过确定激素弱区，我就能找出哪些激素需要提高或加强。

苏珊·索马斯：抗衰老医学本质上是预防医学。通过逐渐了解他/她自己的身体症状，病人本身就是抗衰老医学进程的一部分，就好像女性需要关注她们的激素失衡一样。假如一位“甲状腺型”病人打电话向你诉苦说便秘和/或手脚发冷，你会把这看成是他/她的甲状腺低所导致的症状并由此需要加强甲状腺，对吗？

盖里切尔：是的。病人必须随时向我汇报他/她的症状，甚至是那些最小的症状。症状就是你的身体在说话。除非病人随时向我报告，否则我无法“听到”他们身体的声音。当我们这样一起合作时，我就能够让他们快速地好起来。这是一件令人兴奋的事。

苏珊·索马斯：所以，抗衰老医学是一门艺术，因为没有规则可循。它是医生的直觉判断，反过来，医生必须能够辨别不同的代谢类型。

盖里切尔：这正是我全力以赴的地方。每个人的看法都不相同。许多医生喜欢使用血液检测检查激素，找出哪个高、哪个低，然后再进行调整。

但是，我觉得你同时必须找出谁是明星选手。通常，正是肾上腺会因为充满压力的生活方式而枯竭。一旦我加强了肾上腺，平衡一个人的激素就容易多了。肾上腺是管弦乐队的总指挥。它们一离开，整个身体就会走调。肾上腺是身体的压力反应机制，它会影响到性激素的分泌（雌激素、睾丸激素、孕酮、脱氢表雄酮、孕烯醇酮等）。所以，当身体处于压力之下，肾上腺疲劳时，身体就会把雌激素转化为脱氢表雄酮，睾丸激素转化为脱氢表雄酮，把孕酮化为皮质醇。

苏珊·索马斯：你更喜欢哪种补充方式呢？药膏、滴剂还是胶囊？

盖里切尔：通常，我偏爱使用药膏，因为随着血液的每一次脉动，药膏就会穿过脂肪基。我们大多数人的肝脏中都含有太多的毒素，等到胶囊穿过肝脏中所有这些有毒物质时，它已经失去了大部分功效。

苏珊·索马斯：你觉得男性年老时需要睾丸激素替代吗？

盖里切尔：我认为要的。当我测量男性的睾丸激素水平时，发现有很大的数值幅度，大约从 200 至 900。但是，当我测量游离睾丸激素时，几乎总是发现它的水平很低。同时，我也发现它对治疗前列腺很重要。我给他们服用草药，包括美洲蒲葵和巨型红杉的提取物。红杉是一种永生树，红杉提取物似乎是有益于前列腺的男性滋补品。我也推荐其他前列腺滋补品，包括维生素 E、硒、鱼油和锌。

我们知道，睾丸激素通过一种叫做芳香酶的酶被转化为雌激素，这种情况对于超重的男性尤为严重。我们设法用一种膏状的白杨黄素，也可以用锌和维生素 C 来阻止芳香酶。通过这些方法，我们最大限度地增加睾丸激素，防止它转变为雌激素，同时治疗前列腺病。

苏珊·索马斯：抗衰老医学的前景如何？

盖里切尔：一个巨大的希望就是干细胞疗法。在此疗法中，干细胞（那些细胞可以转化成人体中所有或许多不同种类的组织）可以被注射入大脑、心脏细胞，或身体的其他部位，以此来修复受损的细胞。

就病人而言，我相信我们都能活到 100 岁。当我问我的病人他们是否想活到 100 岁时，他们的回答都是肯定的，但前提是不要在轮椅上或者疗养院里活到 100 岁。人们现在开始意识到他们将活得更长，他们再也不能 65 岁就退休了。所有的保险，包括生命险，都必将发生剧变。此外，生长激素在将来会有更大的用途。生长激素能提高人体蛋白含量，它还能消除体内脂肪,储存糖类。生长素使人害怕,因为人们以为它会促使癌细胞生长,但事实上,它是一种代谢激素。

生长激素有很多益处。它能提高伤口愈合能力,增加活力与精力,减少身体脂肪,增加苗条体型,增强肌肉,改善皮肤弹性。

苏珊·索马斯:在激素失衡的状态下疾病才会乘虚而入,不是吗?

盖里切尔:是的。而且,如果随着年龄的增长你看着疾病也在发展,就说明你接触了过多的毒素,你的肝脏、肾脏和淋巴再也没有能力把毒素排除干净。结果,毒素在你的体内蓄积。然后,你的肝脏、肾脏和淋巴系统就向腺体请求增援。它们对腺体说,来吧,多分泌一些激素让我们强壮些吧。于是,这些腺体就勉强同意并开始分泌更多的肾上腺激素和甲状腺激素,但最后这些腺体也累了。最终,结局就是你的身体充满毒素,你的激素腺体也很虚弱。这就是你慢性疾病的起因。

苏珊·索马斯:所以,就又回到了我们开始的话题。通过分解体内的重金属毒素如铅、汞及其他毒素,通过加强最弱的主要激素和器官,不管它们是肾上腺、甲状腺、肾脏或是胰脏,通过替代流失的次要激素,我们就能够切断我们以往注定会有的不可避免的慢性疾病的通道。这就是抗衰老医学的工作原理。我们并不一定因为年老就要生病。

盖里切尔:正确。这需要付出努力,同时还需要有见识的医生,但其结果令人神往。认识到了这些功效,你就得马上行动。我们渴望精神舒畅。我们渴望精力充沛。我们渴望早上能从被窝里一跃而起。我们渴望见到我们的子子孙孙。这门医学能够帮你实现这些理想。保持开放的心态,找到一位可以真正帮助你的医生吧。

苏珊·索马斯:我同意。谢谢。

盖里切尔医生的五大抗衰老推荐

增加精力的有效方法是静脉注射维生素C或谷胱甘肽。

绿藻是一种藻类植物，它是世界上最丰富的天然叶绿素来源，被作为一种膳食补充剂来出售。另一种中和体内汞的方法就是补充硒，每天200微克~400微克。

为肝脏解毒的一个简单的方法就是每天早上拿一个柠檬，切成两半，再把两半的柠檬汁都挤到8盎司的水中。其他天然的肝脏解毒法包括食用胡萝卜、甜菜、绿皮西葫芦、南瓜、西洋菜和洋蓟。

选择有机食品，包括肉类、散养鸡肉和鱼类——这些没有抗生素和激素天然喂养生产的蛋白质。

前列腺问题可以用草药治疗，包括锯叶棕和巨型红杉的萃取物。红杉是永生植物，红杉萃取物似乎是一种有益于前列腺的男性滋补品。其他推荐的前列腺滋补品有维生素E、硒、鱼油和锌。

罗伯特·格林医生：环境和激素替代疗法

格林(Greene)医生是美国顶尖激素专家之一，同时也是加利福尼亚州雷丁市女性专科医学门诊的创始人，这个门诊专门治疗女性激素失衡。他的研究成果在一些著名医学杂志上发表，包括《生育与不育》、《女性患者》、《北美妇产科/妇科诊所》及《老年男性》。他为我的《性感岁月》一书写了序言，并著有《完美平衡》一书。格林医生的网址是www.specialtycare4women.com。

苏珊·索马斯：你总是处于医学信息的最前沿。有什么新的信息吗？

格林：一则新信息就是在中国乳腺癌发病率上升，据报道上升了40%。

苏珊·索马斯：但那是什么导致了乳腺癌上升呢？污染吗？

格林：正是。污染问题比较严重，一些地方空气污浊，另外，化学物质对人体也产生不好的影响。

我想我们还没有弄清楚一切杀虫剂、防腐剂和假冒伪劣食品（我将这些称为“生物诱变剂”）都是激素干扰剂，它们侵入我们的身体并进行破坏。这就是为什么我们会出现那么多健康问题的原因。这个问题还和我们使用的化妆品有关,这些产品中添加了许多化学物质和防腐剂。然而,我们也有很多更安全、更健康的化妆品可供使用。

当一种将要被添加到食物或者化妆品中的新化学物质或防腐剂上报给美国食品及药物管理局(FDA)审批时,得到批准通常需要三个月的时间。他们审批的依据是GRAS(一般认为安全)范畴,这意味着没有证明不安全就是安全。那太可怕了。

例如,看一下香烟。香烟含有55种不同的毒素,然而它们可以合法销售。你知道吗,我们吸入一定量的尼古丁后,我们的身体就会把许多雌激素转化为抗雌激素。这被叫做儿茶酚雌激素,已证明它会损害DNA并增加癌症几率。当我治疗吸烟者时,即使是一个典型的轻微吸烟者,我也需要使用较高剂量的生物同源性雌激素来缓解她们的症状,因为她们的习惯正使得雌激素转变成抗雌激素。

苏珊·索马斯:这也适用于大麻吸食者吗?让我们别欺骗自己;许多婴儿潮时期出生的人都是瘾君子。她们处于更年期的年龄,这时睡眠成了一大问题,许多人靠吸食大麻帮助睡眠。

格林:大麻最大的问题是因为它是被禁止的,所以就没有动机来种植有机大麻。那么,这些人吸食的是什么呢?在墨西哥,那个盛产大麻的地方,他们用百草枯来喷洒大麻,那是一种剧毒的化学物质。

苏珊·索马斯:你同时还是一名孕育专家吗?

格林:是的,这是我的另一个头衔。当我们治疗卵巢切除或因为接受人工授精而服用激素的女性时,我们会给她们服用大剂量的激素。很显然,怀孕是足够安全的,因为孕妇不会生命垂危,不会患有癌症。事实上，大多数癌症出现在女性 70 多岁和 80 多岁时，而不是在怀孕的时候。

苏珊·索马斯：你提到的这个年龄组很有趣。我曾在怀俄明州给一些老年女性做过报告，她们中的所有人都觉得激素替代不是针对她们的——她们太老了。对此，我的看法不同。我认为激素替代有助于老年男性或女性预防生病。你认为呢？

格林：大部分的老年人说他们没有什么症状，但他们没有意识到他们的确有症状。他们已经接受了睡眠不好、骨头疼痛和记忆衰退的现实。他们觉得这些情况是正常的，因为他们所有的朋友都这样。对于老年病人，我总是设法使用替代疗法，除非他们不愿治疗他们的症状，那就另当别论了。我必须尊重他们的意愿。

但可以肯定的是，激素替代具有预防作用。以老年痴呆症为例。在两性身上同时进行的几个研究表明，如果某个人体内的雌二醇水平低于 20pg/mL（微微克每毫升），他们就最容易患老年痴呆症和各种认知障碍症。即使有的病人雌二醇水平介于 10 或 15pg/mL 时仍感觉良好，我也会为之担忧。对各类人群所做的研究似乎总是表明雌二醇水平低于 20pg/mL 一定是个问题。大脑在雌二醇水平较高时运转得更好。

苏珊·索马斯：假如在一个男性或女性的血液测试中反映出这一问题，不管他们年龄多大，你都会强烈要求他/她进行生物同一激素替代疗法吗？

格林：绝对会的。那么多人已经学会了调解症状并与之共存。血液测试提供了证据并且常常给了他们一个尝试 BHRT 的理由。我发现的其他问题——尤其在 60 多岁和 70 多岁的人中间——就是维生素 D 不足。维生素 D 是唯一一种激素类维生素，它调节钙和骨骼代谢。它被戏称为“阳光维生素”，因为它是在阳光照射下在体内合成的。当存在于皮肤的胆固醇暴露于阳光下时，就会产生一种化学变化，胆固醇就转变成了维生素 D，然后被血液所吸收，再通过遍及身体的维生素 D 受体被细胞吸收，就像吸收一种激素一样。每天充足的阳光照射——大约 15 分钟——就足够用来合成维生素 D。然而，当人们体内维生素 D 含量较低时，他们不仅会骨质疏松，而且会全身无力，烦躁不安。结果，在维生素 D 水平低时，他们就容易跌倒和头晕。老年人维生素 D 缺乏现象要比我们原先认为的更普遍，原因之一在于老年人维生素 D 的合成降低了，通常是由于他们待在室内的时间长而晒太阳的时间少了。另外，老年人食用的富含维生素 D 的食物如乳制品也变少了。研究表明，在美国接受骨质疏松症治疗的女性中几乎一半的人存在维生素 D 不足。

我们现在知道维生素 D 不足的人更容易患癌症，如乳腺癌、胰腺癌和结肠癌，因为体内的免疫细胞也有维生素 D 受体。目前的日常推荐量每日 400IU 维生素 D 是用来预防佝偻病的一个大概的最小剂量，大约 100 年前这种疾病在孩子中间很普遍。然而，我们真的不用担心老年人会患有此病，这个最小量满足不了人们对维生素 D 的需求。

苏珊·索马斯：一个人每天应该服用多少呢？

格林：首先，他们应该补充维生素 D3，这比另一种维生素 D2 更有效。随着年龄的增长，人们需要更高的剂量——至少每天 1000IU。这个量不仅能加强骨骼，而且使得人们感到更有精力，不易疲劳，头晕的情况也会减少。补充维生素 D 可以减少患癌症的风险，从而改善整体的健康水平。

苏珊·索马斯:除了治疗老年病人外,对于超重的病人你怎么办呢?

格林:一般的美国人很容易发生抗胰岛素现象,这些人需要更多的生长素。人体生长激素(HGH)的主要功能是对胰岛素有抵抗作用,以此使得控制血糖更加容易。

然而,它不仅仅能降低血糖摄入量。《泌尿系统杂志》(174 期)的一篇文章表明睾丸激素对治疗胰岛素抵抗有巨大的潜能。内科医生们过去认为睾丸激素会使胰岛素抵抗现象更严重。这个新信息证明事实正好相反。睾丸激素不会使病情变糟,反而使病情大大好转。

苏珊·索马斯:给我讲讲您对如何健康活到生命最后一天的设想吧!

格林:最重要的是,要求听从你身体和你身体的感觉。作为一个大脑方面的科学工作者,我总是告诉人们:“症状至关重要。”忽视症状就好比忽视一个火警警报。

接着做出良好选择,从食用有机食品到锻炼身体。当人们对我说“我没有时间进行锻炼”时,我的回答是:“你不会没有时间的。”一旦你意识到如果身体不适,你会如此地效率低下,这个借口就会很快很快地消失了。同时,订阅一份杂志,让大脑换一种思维方式。很多研究表明,杂志文章有助于身体减压,从而降低可的松水平。任何能让我们在这个高压环境里消除压力、放慢节奏的事情都会使我们更健康、更快乐。当你控制了压力,饮食合理,休息适当,练习瑜珈或者进行其他方式的锻炼后,仍然有症状,那么,我认为是使用生物同源性激素和其他补充品的时候了。

苏珊·索马斯：谢谢你，格林医生。

格林医生的五大抗衰老建议

我们体内没有任何东西会像激素那样使我们感到更舒服，但它同时也会对我们有害。有很多药物能使你感觉很棒，但同时也会置你于死地。

随着我们变老，我们需要更多的维生素 D，应多于最小剂量——至少每天 1000IU 维生素 D3。

一般的美国人很容易发生抗胰岛素现象。这些人需要更多的生长素。HGH 的主要功能是对胰岛素有抵抗作用，以此使得控制血糖更加容易。

作出良好选择，从食用有机食品到锻炼身体。当人们对我说"我没有时间进行锻炼"时，我的回答是："你不会没有时间的。"

控制压力。许多研究表明，阅读有助于身体减压，从而降低可的松水平。任何能使我们在这个高压环境里消除压力、放慢节奏的事情都会使我们更健康、更快乐。

赖瑞·韦伯斯特医生：炎症和环境对身体的影响

我首次见到赖瑞·韦伯斯特医生是在北卡州一次电台的医学采访中，他的奉献精神和同情心都给我留下了深刻的印象。他思维敏捷，好几次我不得不打断他请他放慢速度才能跟上他的思维。他在斯坦福大学读本科，加州奥克兰医院实习，目前在北卡州一家医院工作，从事医疗工作30年。

苏珊·索马斯：当我们在电台首次见面时，你对生物同一性替补疗法激情很高。我当时在想：从急诊室到生物同一性替补疗法是一条迂回曲折的道路，你是怎么达到这一大步飞跃的？

赖瑞·韦伯斯特：这要回顾当年我在急诊室工作时看到药物对病人的短期疗效，因为我们仅仅是在拯救生命。对于慢性疾病来说，我们所用的方法看上去几乎没什么效果。这些病人不断地来看病，所以我开始研究病因。为什么人们要生病？什么药物能治疗症状？什么药物能真正地帮助人？这就是我开始进入天然医学疗法的动因。

然后，我开始研究通过排除重金属来治疗心脏病。从这里，我又进入了过敏领域的研究，用顺势疗法，这就让我真正地看到了人们的健康问题。因为这段经历，我又开始从新陈代谢角度分析人体。我研究：人体需要什么营养？什么使人中毒？如何解毒？

所有这一切，自然而然地带着我通向激素领域。我知道成药改变人的激素，也有副作用，但我也相信还有更好的方法。那还是一条迂回曲折的道路。

因为我治疗人，因此，激素是我治疗方法中的一个主要部分。但我也治疗从纤维肌痛到慢性疲劳到心脏病，我用不同的疗法。很明显，环境对人的身体影响很大。甚至美国癌症协会说，90%的癌症与环境相关，因为环境影响了我们人体的不同进程，并有那么多方面的影响。非洲国家冈比亚，乳房癌的发病率是3‰，但美国是1/6。在那个国家，人们不超重，多囊卵巢不是问题因素。那个民族比世界上任何民族都要活得长。我和那个国家的教育部长讨论两个国家人民不同的健康状况。他告诉我："我们的失业率达到80%，所以没有化学污染。"

他们也不像我们吃那么多加工后的食品。在发展中国家，更年期是一个较舒缓的过程。原因是这些国家的人没有像我们那样受到环境内雌激素的刺激。我们乳房癌的发病率是他们的30倍，这是一个不容忽视的事实！

苏珊·索马斯：很明显，在我们国家，有些治疗不起作用。你的看法呢？

赖瑞·韦伯斯特：让我告诉你一个故事，在北卡州，一个医生被医学协会口头批评，因为他用了维生素B12和其他物理疗法。我当时正在为一个州立法官员治疗他严重的帕金森氏病。我发现他有大红细胞，是很明显的早期贫血所导致的——换言之，B12缺乏症。

给他短时间有规律地用了维生素 B12 注射后,他能站起来走路了。治疗前,他一直仰躺着。当立法会开会表决的时候,我给他看了录像,要求他“放过这些用天然疗法治疗的医生”。我们给北卡州每个立法委员送录像带,要求他们在开会的时候同意医生用天然疗法而不被两院所规定的 116 – 8 所限制。这条立法的通过,使我能自由地进行天然疗法。

苏珊·索马斯:假如你去为前总统克林顿治疗心脏病的话,会把睾酮用做治疗的一个部分吗?

赖瑞·韦伯斯特:绝对要用。他可能不缺乏,但在他压力巨大的生活中,用点睾酮还是有好处的。在一个充斥了杀虫剂、除草剂污染的地球上生活,仅雌激素的因素就降低了男人的睾酮水平,这有证据说明。例如,有些孩子有双性器官,起源于环境因素,环境影响增高了男性的雌激素水平,告诉他们的垂体不产生睾酮,他们就受到了负面影响。

很多来找我的男性有着比女性更高的雌激素水平。从环境来讲,主要问题是雌激素搅混了人体,这些不正常的雌激素来自于塑料饮料瓶和其他塑料制品。

苏珊·索马斯:考虑到激素平衡和心脏病的关系,为什么心脏科医生不提倡把睾酮作为治疗的方法之一呢?

赖瑞·韦伯斯特:所有医生似乎都关注胆固醇。胆固醇确实是低甲状腺的一个指征。他们看不到 COQ10 对心脏的保护作用,但用斯达汀类取而代之。COQ10 提供能量增高新率,而斯达汀消耗能量,心脏受影响。医生不应该用斯达汀治疗胆固醇,而是应该先查甲状腺水平。如果一个高胆固醇的病人来看我,我首先要检查他的甲状腺 TSH、T4 和 T3。但除了血液检查以外,还要检查冷的手脚、疲劳状况、高胆固醇、掉头发、体重增加，所有这些症状都会让甲状腺活动减少。

苏珊·索马斯：女性经前期综合征问题是什么？

赖瑞·韦伯斯特：经前期综合征（PMS），月经不调，大量出血，流产——这些都可以通过生物同体激素替补治疗来纠正。我的一位女病人流产了5次，经过甲状腺治疗后，她成功地怀孕了，去年生了个儿子。

苏珊·索马斯：胀痛是怎么回事？大多数女性都有这样的问题。

赖瑞·韦伯斯特：我想这和雌激素有关。当孕酮水平下降时，雌激素占主导地位。有些研究表明，这和白细胞介素-6相关，这是细胞内的蛋白质，对免疫系统起坏作用，因为它与炎症损伤和恶性疾病有关。在这种情况下，炎症就像雌激素酵母，要做的第一件事情就是把这酵母驱逐出人体。

苏珊·索马斯：每个人都有这种"酵母"吗？

赖瑞·韦伯斯特：绝对有。有些男人认为不会影响他们，错了。就看看男性癌症和艾滋病的发病率和正在受这种"酵母"折磨而死的人数吧！80%得这些病的人都死于炎症及其他相关真菌感染。

最重要的就是像你书中所说的，排除糖。糖太多了就会产生胰岛素抵抗。它不仅破坏孕酮和雌激素的比率平衡，还喂养了真菌和细菌。除此以外，胰岛素抵抗从负面影响女性的怀孕能力。不仅如此，太多的胰岛素向人体周围组织分流脂肪，积聚在腰围——一个产生过多雌激素的过程。我看过一位女士用很强的抗真菌药，但她一吃含糖食品就还是受真菌感染，即使一个土豆也不行。我也怀疑汞。另外还有，汞毒素和真菌之间强力的关联作用，它们相互喂养，相互扶持。真菌和汞都有病理相关性，我看过的病人有95%汞水平查出来都是阳性。

汞是人体健康的隐形杀手,它导致炎症,它在细胞线粒体水平上阻止能量,而线粒体是在细胞中心的小块,能产生人体最大的能量。

苏珊·索马斯:你讲的时候我在想,我们都那么经常在外面吃饭——我知道我经常在外面吃——很难在饭店里找到让人放心的健康食品。

赖瑞·韦伯斯特:是的。饭店食品大都不是有机的,所以我们都摄入了大量的杀虫剂、除草剂和化学物——更不用说缺乏营养了。毒素在细胞水平上干扰了我们的新陈代谢。当你得炎症的时候,你的皮质醇会阻断甲状腺生产或干扰它的效率,同时会出现雌激素控制。所有的东西都与激素紧密相关。所以你所摄入的污染物太多了,你的肝脏不得不为人体排毒。大多数人也都没能很好地消化食物,消化不良也是我们吃劣质食品的结果。

苏珊·索马斯:我们该怎样做才能解决问题呢?

赖瑞·韦伯斯特:第一,给人体足够的营养来保持激素平衡。

第二,假如可能的话,吃有机食品。有机食物事实上没有包含任何的杀虫剂,是最好的保护。更重要的是,有机肉类没有像传统的肉类那样注射激素。

第三,消化酶对于健康的内脏是非常重要的,还有L-谷氨酰胺、氨基酸等能减少我们内脏壁的炎症。我推荐psyllium,一种天然合成产品,治疗病人便秘。便秘是低甲状腺素的一种症状。当我能改进他们的甲状腺素状况的时候,他们的胃肠功能也就改善了。草药乳香能改善酸回流状况。所有的因素都内在相联,然而,我必须非常仔细,不能过分地治疗甲状腺素,因为这样做会过头地刺激肾上腺,过分刺激肾上腺会产生高甲状腺素，或甲状腺过分活跃状况，而产生这种情况的病人无法睡眠，心脏狂跳。

用维生素 B12 补充的时候我也得非常小心。如果在除清内脏的“酵母”之前用维生素 B12 的话，会更多地刺激内脏的“酵母”生长。再说一遍，所有的因素都内在相联。

苏珊·索马斯：幸运的是，有很多像你这样的人在做着这样的工作。医学正在改变着人的需求。

赖瑞·韦伯斯特：我的病人对我说的一件事是：“不管怎样我总要死的，为什么不想要竭尽全力呢？”我总是这样回答他们：“这是有关生命质量的问题。你难道不想参与下一代的生活吗？你难道不想看着你的孩子和第三、第四代成长吗？”

作为一个医生，我听到有人这么对我说就心满意足：“你知道，我以前没有生活，现在我生命中第一次享受生活。”我看过成千上万个病人，所以，当人们特别关注自己的健康并致力于健康的时候，我会尽力而为，帮助他们实现自己的目标。每个人都得到一个有质量的生活，有意义的生命——在心理上，在身体上，在精神上。我的每一个病人都是重要的，就在他们身上，我倾注了我的全部关注和力量。

苏珊·索马斯：您是最有魅力的人。谢谢您！

赖瑞·韦伯斯特五大抗衰老建议

男性要考虑睾酮替补治疗，必须了解心脏要比其他部位有更多的睾酮受体。睾酮保护心脏，仅仅就这一点上，检查睾酮水平就很重要。睾酮与人体活力和清晰的思维有关，它也能强健肌肉和骨骼。

女性经前期综合征(PMS)，月经不调，大量出血，流产——这些都可以通过生物同一性激素替补治疗来纠正。

排除糖。糖太多了就会产生胰岛素抵抗。它不仅破坏孕酮和雌激素的比率平衡，还喂养了真菌和细菌。除此以外，胰岛素抵抗从负面影响女性的怀孕能力。不仅如此，太多的胰岛素向人体周围组织分流脂肪，积聚在腰围——一个产生过多雌激素的过程。

汞毒素和炎症及其他相关真菌感染之间强烈的关联作用，危害着身体健康。

吃有机食品。有机食物事实上没有包含任何的杀虫剂，是最好的保护。更重要的是，有机肉类没有像传统的肉类那样注射激素。

消化酶对于健康的内脏是非常重要的，还有L-谷氨酰胺、氨基酸等能减少我们内脏壁的炎症。

减缓衰老的生活方式

人们正在远离真正的食品，而且正在为此付出代价。真正的食品有助于人体重建生物化学结构。人造食品、垃圾食品、过量的糖、酗酒以及白面棒之类的无营养食品无益于健康，导致人体走健康的下坡路，提前衰老。

饮食和补充

良好的营养是健康的关键。在我以前出版的系列丛书中,我已详尽地阐述了真正的食品的正面效应,但你向人们提到"美容饮食"的时候,你几乎会听到内心的呻吟,因为这类美容食品就是那些像枯草一样的东西,味同嚼蜡。但事实决非如此。健康饮食就是吃真正的食物,是那些我们养出来的,如鱼肉禽虾等,而不是充满了合成激素和抗生素;我所谈论的是真正的脂肪,如黄油、奶油、全脂奶酪、橄榄油,而非人造脂肪;新鲜水果和蔬菜,而不是喷过杀虫剂或施用过化学肥料长得更大更美的蔬菜水果。顺便提一下,你们是否注意到自从蔬菜变得更美更有色彩,它们也丢失了更多的味道?如果你曾经去过欧洲,你是否注意到那里的食物不同的味道?这不是因为那里的烹饪更好,而是因为那里有着更干净、更新鲜、更少营养受损,因而味道更鲜美的食品!

人们怎么会到目前又偏离轨道了呢?怎么会有那么多人吃不饱但又反而体重超标呢?答案是食用经过加工的食品。人们正在远离真正的食品,而且正在为此付出代价。就是那些糖和精加工的碳水化合物使人们更肥胖,并正在影响着人们的健康。家里充满着那些经过精加工而把真正的营养除去了的食品。那些差劲的食物充满了化学物质,使其口味确实变好，价格便宜，又被大力促销推广，而健康的食物确实很难获得（你必须开车去市场，购买并烹饪），但它们更昂贵，而且不被推广促销。在学校有软饮料和售货机，我们的开销比例太大了，我们外出吃饭的次数更多了，在家煮饭的次数太少了，妈妈们脱下了她们的围裙而拿了车钥匙去最近、最快、最便宜的的饭店吃快餐，甚至我们的土壤也被抽干了营养，这种土地上生长的水果和蔬菜看起来完美无比但营养全无。除此以外，在这个国家还有过于大量的快餐食品、电视、电脑游戏，强大的市场竞争诱惑青少年和成人去购买因用了化学添加剂变甜的产品，同时还有广为流传的完美食谱。

是否糖和加工了的食品足以给人体敲响警钟并在我国国内造成了人们已经觉察的饮食混乱？答案是一个令人震惊、反复回响的“是”！

你必须了解是否饮食不良从负面影响了你的激素。如果你吃垃圾食品或加工过的食品的话，你就别指望生物体激素能起作用。加糖食品和转基因脂肪干扰了你的激素，所以它们再也不能让你体内保持平衡并给予你所需要的年轻活力和健康体魄。

人体内的一个主要激素是胰岛素。太多的胰岛素使人体内失去平衡，如果某种激素倾倒，所有的激素也就紊乱了，其结果就像多米尼骨牌一样。人体内所有的激素就像音乐会上的各种乐器，处于和谐同步并相互交流。因此，如果一直吃某种充满糖分、化学添加剂的人造食品，人体内的胰岛素会上升，体内的和谐同步会土崩瓦解，结果是体重激增，胆固醇增高，糖尿病发生，而这种病目前正呈流行趋势。除其他对身体的破坏性效果外，糖尿病能增加皮质醇，使得睡眠困难。如果睡眠不足，人就没有机会降低胰岛素，其后果是更高的皮质醇，最终导致心脏病发作和中风——这就意味着首先不能让糖尿病缠身。

记住，胰岛素和皮质醇是主要激素。当它们协同运作的时候，体内的其他次要激素如雌激素、睾丸素、孕激素和其他激素都不会有机会混乱。由于肥胖是这个国家的首要问题，难怪乎当激素水平开始下降时，健康状况恶化加剧，人体很快就会不在状态！

放弃糖是一个良好的开端，这样做就可以防止胰过度地分泌胰岛素，使血糖和激素保持平衡。伴随着激素平衡的就是体重减轻，胆固醇水平降低，心脏和癌症发病的危险减少，生命延长。在胰岛素抗拒的恢复过程中，人体将卸下细胞内储存的糖分的负担，将储存的脂肪分解，用作能量资源。结果是什么呢？那就是人在变得更苗条的同时，又在体内不断吸收能量资源。

吃真正的食品有助于人体重建生物化学结构。然而，人造食品、垃圾食品、过量的糖、过度酗酒以及白面棒之类的无营养食品起了相反的作用，它们引导着人们走向健康的下坡路并提前衰老。人们内心都拥有保持年轻的欲望，但假如我们能吃上真正的食品，避免过多的糖和化学物质的话，我们会看上去年轻很多。然而，这一点很难让年轻人理解，因为他们认为自己是无敌的。“走下坡路”在一个年轻人对未来的憧憬中是如此的遥远，他们要人到中年方才意识到自己身体所受的伤害，但此时前面的人生道路已变得艰难曲折了。所幸还有利好消息，那就是在生命的早期作出的错误选择和所导致的负面效果还是可以被扭转的。

补充食品

不幸的是，今天的食品内维生素和矿物质没有以前那么丰富了，这就是为什么补充食品在每日食物中成为重要的组成部分，在人生能最大限度地继续享受健康的年代里，维生素起了关键的作用。

饮食规定参考摄入量(DRIs)是由医疗研究所依据其确立的价值来推荐的每日营养摄入。

美国政府对养分、维生素和矿物质出台了《推荐规定饮食补贴》(RDAs)——但它们基于防止营养不良所需要的量不足以维持生存，所推荐的每日补贴也不够用于防止与衰老相关的退行性改变。至少我们还有 DRIs 来获得养分，这些包括了减少心脏病、骨质疏松、癌症和其他与饮食相关的疾病的危险的水平。但这些水平远远不够用以抵抗环境污染和其他的负面效应。

即便出版物上有关维生素的益处方面的医学数据令人信服，但人们似乎对摄入补充剂有一种本能的抗拒。我丈夫艾伦和我都相信补充物。

我的食物养生法包括下列物质，当然，这些补充物的量随着我的旅行和压力而改变。

- 钙：使骨骼强壮
- 维生素 C 每天 1000 毫克
- 圣 John's-麦汁有镇静效果
- 维生素 E
- 氨基酸葡萄糖有益于关节和软骨
- 硒(34 号元素)
- 辅酶 Q10 有益健康
- 卵磷脂

- 锌
- 红景天(RHODIOLA)
- 白茶精华
- LYCOPOM:番茄红素与石榴组合(从 New Chapter 中获得)
- 吸烟防护物,来抵抗环境污染(从 New Chapter 中获得)
- 灵芝蘑菇
- 肉桂
- 多种维生素

一个合格的抗衰老医生是我们的最佳选择,能为你提供健康需求的全面保障。不幸的是,假如我们不全面彻底地改变我们的生活习惯和行为,那我们就无法避免酸雨和污染,它们是环境的一部分。我们每个人最好的防御就是补充食物。许多人将它们当作"昂贵的尿液"而加以排斥,但自从我丈夫和我接受了这一种食物养生法后,我看到了也感受到了它们的效果。对我们来说,它相当起作用,我相信这值得研究。

除了补充食物,我的抗衰老医生还给了我酊剂和点滴来刺激我的主要和次要激素,他也给我配方来重新调节我最虚弱的器官。

他解释道,当一个病人到医生那里有很多方面的生理主诉时,他意识到他体内很多重要器官已经中毒或正在消极怠工。他用草药精华制取配方,通过刺激肝、脾和淋巴腺的分泌系统来清除长期积淀于人体内的毒素。

这个清除过程减少了体内毒素,但器官功能还是处于慵倦状态并易受未来的生理、情感和营养压力的困扰。就像在体育馆里调整强化人体肌肉一样，这些器官也需要调整和强化。这些配方都是顺势疗法，来源于植物（草药）、矿物质和动物群。据 Galitzer 医生所说，每一个器官都是独一无二的生物能量体系。器官的不平衡常常会减慢它本当自然而然的工作进程——也就是说，本生更新和再生的过程，这种再生常规惯例的协同作用能用来补充生物体激素疗法。这些再生常规支持甲状腺、肾、胰和肝的功能。当与生物体激素结合使用时，它们可以创造最佳效果。

如果不是亲自寻找，我永远也不会知道我能得到这类药物和治疗方法，它的效果是令人惊讶的。比如，我前夜喝了几杯酒，第二天，我的肝酊就会实施日常工作，让我了解我体内无法忍受酒精，我会感到腹部膨胀，很不舒服，但我知道这时我的肝正在排毒，不舒服是短暂的，也只是略感不适，我的身体正在排毒，正在清除它的功能所不需要和不必要的物质。这就是这种新的疗法所起的作用，确实令人鼓舞。它使我相信只要我愿意将它付诸实施的话，即使在负面的环境影响下，健康的生命还是可以获得的。

温迪：再也不当素食者

温迪是多年的素食者，令她吃惊的是，这竟然是她健康问题的一个主要原因。我在一个朋友的家宴上偶遇温迪，她对激素的认知和人体功能的了解给我留下了深刻的印象。在十年的巨大痛苦、十年的求医问药和十年的"标准医疗"毫无结果后，温迪决定自己掌控自己的健康。由于她自身的努力，她现在正在享受着差点就与她擦肩而过的幸福生活，她是一个深切关注生命健康和生活质量的女人，而她今天的生活状态是她当年的梦想。

苏珊·索马斯：你的故事令我着迷，你能谈谈你的经历吗？

温迪：在那个十年里，背疼和全身疼痛一直令我筋疲力尽。我跑遍了纽约和加利福尼亚，找到了所有的著名医生。那些医生也做了很多的检查测试，但答案基本上是一致的："你是健康的，你只需要将生活节奏放慢一些，你要放松，不要总要求自己出类拔萃。"

苏珊·索马斯：他们提供给你解压方法了吗？如处方药之类的。

温迪：是的，他们告诉我如果情况很糟糕的话，就吃一些消炎止痛的药物来渡过难关，但其实是每况愈下。

苏珊·索马斯：你说的消炎止痛的药物是否就是指布洛芬之类的？

温迪:不是的,是默克——一种高税的处方药,市场上买不到。这些医生不会开泰诺之类的非处方药。一开始我用了布洛芬,想着如果其他药对我没用,这也不错。

苏珊·索马斯:有人建议你做骨密度测试了吗?

温迪:一开始,医生让我弯腰用手触摸脚趾,让我平躺在台上将腿扳过头顶。他们告诉我我非常灵活,但那么灵活不可能疼啊?我只好看看他们,不知该说些什么。

后背下部疼痛,上背部、肩膀、脖子也有一种灼烧感,就是不断的灼烧感。疼痛使我生活困难,晚上辗转难眠。我和丈夫分床而眠,我换了三张不同的床,因为我觉得是床有问题。我可怜的丈夫经常被我弄得不知所措,老是问:“你怎么会那么疼呢?”“到底问题出在哪里呢?”我自己也是一头雾水。我叔叔是纽约蒙特菲尔医疗中心的主任,他将我推荐到第五大道最优秀的医生那儿去咨询,但他们也告诉我是因为我活动和旅行得太多了,肯定是心理压力太重了,这是40岁的时候开始的。十年过来了,我发现这远远不止是背部的问题。我体内肯定出了什么严重问题,他们只是查不出而已。

之后,我决定求助于综合治疗。我去做按摩针灸,这对我倒是特别有用,但疗效持续时间很短。接着我又确信是我的姿势体态有问题,因为我一辈子穿高跟鞋,或许某部分的肌肉没有发育生长好,也许我去采用 Alexander 技术(舞蹈演员采用的技术)来帮助纠正我的身姿,可以让我感觉好起来。

苏珊·索马斯:一直以来,有任何其他更年期的症状伴随疼痛吗,比如抑郁或易怒?

温迪:虽然我本质上来说是一个开朗乐观的人,但当时我简直是令人不可思议地易激动和愤怒,我丈夫很不幸地就成了我的受气包,白天在外面我控制着自己的情绪,到晚上回家就全部扔给他了,但他一直说:"我们会找到解决问题的方法的。"他对我是如此地了解,他知道我不是一个天性抱怨的人。我觉得我就这么活下去了,当时疼痛才开始了两年。

后来我们搬到了加州荒原,在那么长时间的疼痛和无法入眠后,我看到了一栋建筑物外写着"运动医学",就进去了。医生告诉我我全身都有炎症,他说:"如果我不给你用一些注射来压制炎症的话,我无法为你治疗。"我当时站不起,坐不了,躺不下——什么也不能做,动弹不得,简直是一塌糊涂。他给我硬膜外注射了可的松以及各种众所周知的注射剂。

苏珊·索马斯:你说的是类固醇吗?

温迪:肯定是的,我都吓死了。那个医生想要帮我注射颈部和下背部,我让他注射了,因为我真的走投无路了。

苏珊·索马斯:那时你饮食如何?

温迪:那时我已经是十年的素食主义者了。我当时认为我的饮食是绝对一流的,我觉得我特别仔细地阅读标签,我绝对不可能有任何的化学物质放入我的食物;我吃一点糖,但不是每天都吃;我喝一点葡萄酒,从不抽烟,不喝汽水,只喝一点咖啡。

要说到饮食和运动,我真做得恰到好处,完全到位,医生们都肯定了这一点,并对我说:"你确实非常健康,你的血液健康,你的饮食健康,你一点儿毛病也没有,可能问题出在你的头脑里。"

我不是仅仅在这儿说说而已，但我首次听说有关激素的知识是四年前。在和你相识的那个晚会前，有一个朋友向我推荐了一个更有前瞻性思想的医生。我去做了体检，她告诉我："你的血液检查显示了你正在经受着营养饥饿，这就是你疲倦问题的部分原因。我不知道你做个素食主义者是出于保护动物权利，还是宗教信仰，还是其他的原因，但这些都不应该是你的理由。我慎重地建议你多吃点蛋白质。"我反驳她并告诉她我吃了很多豆类制品，但她说这对我的身体没有好处。

就在那天晚上，我丈夫和我改变了饮食结构(他是为了我的原因也成了素食主义者)，我们14年没有吃肉了。医生说我一开始将这些食物吃进去可能会不适应，所以必须慢慢来。她建议我们先吃点鸡蛋和一点奶油，看看效果如何。我吃了马上就感到恶心，胃疼极了。她让我去健康食品店去买点酶，和着这些食物一起非常非常慢地一点点进入体内，还要喝大量的水。几天后，我能吃鸡蛋了，接着我又开始吃鸡了。然后，那医生又告诉我放弃17年来一直依赖的药片，她还向我解释了我的饮食习惯、我的生活方式以及那些药片是如何作用于我的背部疼痛的。

她也问我是否听说过戴安娜·希瓦兹班(Diana Schwarzbein)医生。我就去读了希瓦兹班医生的书《希瓦兹班原理》，并改变了饮食习惯。

后来就在晚会上遇到了你，而那时我已经开始使用希瓦兹班医生的饮食方法并开始感觉好了一些。听你在谈论戴安娜时我特别激动，我就靠近你的谈话圈子，你当时正在谈论激素。我想，太好了，这是我下一步要做的，要感觉更好！那时候由于我从一般的医疗中得不到任何的帮助，我下决心努力做自己的医生。你当时也正在谈论着睡眠的重要性，但我当时觉得这和我所有的问题毫不相干。

在去听戴安娜讲座之前，我通过邮寄做了唾液检查。只要做过这类检查的，她都会亲自会见。就在那次会见中，她告诉我扔掉那些药片，并分析给我听我的饮食和那些药片是如何导致我更加疼痛的。那时，我还没联想到由于避孕药是合成激素，它也正在使我体内荷尔蒙失去平衡！我又和希瓦兹班医生预约了一次。

苏珊·索马斯：你和她谈话是否觉得汲取了无穷智慧？

温迪：我简直惊呆了，她说得实在太有道理了，我听了才恍然大悟，豁然开朗。我现在知道我为什么一直感到饥饿，我也懂了为什么我如此贪食糖——虽然我不断在挣扎着不去吃，但不知不觉中一直在吃糖——因为我一直处于高碳水化合物的饮食状态中，我真没有意识到这些都转化成了糖。

苏珊·索马斯：那时你体重多少？

温迪：那时我一直在努力，要减少至少10磅，我一直在忍饥挨饿，想要保持某个体重标准，因而我见到每一口食物都在痛苦的挣扎中，吃还是不吃，但我的体重还在增加，由于激素的失衡，人就像打了气的球一样不断地鼓出来。那医生那时就告诉我继续按照她告诉我的方法做下去，因为要过很长时间才能将多年来所吃的药物排出体外，同时纠正多年来素食产生的后果。她说要花至少一年以上的时间才能让体内系统真正开始起我所想要的作用。她还告诉我："别看见自己稍稍增加了几磅就焦急万分，这很正常，但总有一天当你醒来的时候发现这几磅又不知跑哪儿去了。"

苏珊·索马斯：你能肯定你每顿都获得蛋白质、脂肪和碳水化合物吗？

温迪:是的。我当时习惯于持续饥饿状态以保持健康,但我万万没想到这对维持苗条无济于事。后来我读到了你的第一本书《大量饮食,减轻体重》。书中你写的与希瓦兹班医生所讲的如出一辙。

苏珊·索马斯:你那时性欲怎样?

温迪:你知道,在我生病之前,我和丈夫性生活一直很好,但自打生了病以后,我就再也不想做爱了。我全身一碰就疼,皮肤也起鸡皮疙瘩,疼痛无比。

苏珊·索马斯:盖里切尔医生是一个内分泌专家,专门研究能量治疗,他能辨认出你体内最弱的元素,强化它,给它能量,这非常令人惊讶。他很少用药,他能给你提供帮助。

温迪:的确,他对我讲的第一件事情就是:"温迪,你甲状腺有问题。你所主诉的是慢性疲劳、纤维肌痛及全身疼痛。你睡眠不好,无法集中注意力,根本没有性欲。"我说:"是的,这一切使我非常急躁易怒,闷闷不乐,一直以来感觉糟糕透了。"当我第一次离开他的诊所时,我感到很兴奋。

他解释给我听的第二件事情是在人体的构造中每个人都有一种操控激素。"你有一个基本系统使你的能量最大化并产生所有的能量。你碰巧是肾上腺类的。你的肾上腺功能不好,这就是为什么你感觉那么不好,但我们可以照料它,我们将促进你的肾上腺,然后再使你的甲状腺恢复正常,你会感觉很好。同时我们还要清洁你的肝脏,让它排毒。"他给我用了一些酊剂、维生素和点滴来让我的肝脏排毒。有他治疗我心情舒畅,我信任他,决定按他的嘱咐去做。一个月后,当我再回到他那儿时,我好像换了一个人似的。

苏珊·索马斯:最初的排毒过程不大舒服,是吗?

温迪:是的,但我相信这种疗法。他为我功能衰退的肝脏排毒,我有不活跃的甲状腺,我的细胞呈酸性,我的肾上腺不工作,我告诉他我从头到脚浑身疼痛,就像要散了架似的。他告诉我只是体内有毒,但一旦恢复,就会令人惊讶地好起来。

他给我开了 Wobenzym 酶来治疗体内炎症,他让我每天早晨用酊剂之前和日本柠檬水,他给了我激素孕烯醇和脱氢表雄酮,这两种激素都对我的肾乏力有帮助。我从你的书中了解到这些是次要激素,能改善记忆力。他还让我服用了谷胱甘肽乳脂来改进免疫系统。我开始将他所说的和你的书中读到的内容交叉参考。我一直在想,如果那些女性朋友得不到那些治疗,她们会怎样做呢?我最后明白了需要通过我们本人来设法得到这些信息,然后反复阅读,直至弄明白了为止。

我的朋友开始注意到了我身上发生的巨大变化。在开始的三周我很不舒服,好像体内正在进行某种战争,但我还是感觉到它正在向好处发展。第四周疼痛开始减轻,我的踝部和膝盖部分再也不疼痛难忍了;后背还是疼得厉害,但体内其他的炎症也消退了。我开始有精力了,虽然我还不能回到我原先的生活圈子,但我肯定感觉到好得多了。

盖里切尔医生给我注射肾上腺素,维生素 C 滴注,更多的酊剂,更多的维生素,我体内的酸性正在降低。他说我体内肯定还有病毒,正在侵害肝脏和甲状腺,我们必须将它排出体外。

苏珊·索马斯:这一切都没用药吗?

温迪:没有——绝对没有,只用了维生素、酊剂,还有正确的饮食、恰当的休息。他从我的饮食中排除的只有花生和一段时间的玉米和奶制品,他让我用羊奶来取代每天早上的酸奶。

到第二个月，那真是太好了，哦，我的上帝啊！我真不知道自己体内发生了什么，但我感到确实真的太好了！我每天早上从床上蹦起来，开始准备一天的工作生活。我精力充沛，忙忙碌碌，根本无暇思考毫无疼痛、毫不疲倦的事实。

两个月后，盖里切尔医生说是开始激素疗程的时候了。我们以前从来没有处理过雌激素、黄体酮和睾酮。检测报告显示了我这三种激素水平都低，肯定要替代补充。他让我服用含雌激素、黄体酮和睾酮的乳脂，从第 14 天到第 28 天循环服用黄体酮，我比一般的人更需要睾酮，我体内这类激素的水平太低了。

我刚开始治疗的时候就好比一只脚已经踏入了坟墓，而今天我的感觉就是一个 95% 的超级女人。有时候背还有点不舒服，我还在接受治疗。盖里切尔医生还在研究雷诺氏病，一种因血管向皮肤提供血液紊乱导致的疾病。但我相信，不管我以前得过什么疾病，盖里切尔医生都会从我身上一一清除。

我丈夫现在是世界上最幸福的人，我们的生活又回来了。我摆脱了我身上 95% 的疼痛，我的激情又恢复了，我又重新找回了幸福。我吃肉、吃鱼、吃鸡，我激素平衡，毒素排除。

我现在意识到饮食必须是强制性的，是首要的，是高于一切的。假如我不是在走进盖里切尔医生诊所的那一天起开始改变饮食结构，那就得花更长的时间来调整自己。

饮食结构至关重要，这是我们在生命中能做的最容易也是最重要的改变，这是我向健康迈出的第一步。正如我从自己切身经历中体会到的那样，不是每个人都能成为素食主义者的，我就不行，素食让我病倒了。

激素也是至关重要的。它们不可能一下子就让人明白,但每位女性都必须知道激素统治人体,并能严重破坏我们的生活。我不仅仅是在谈论性激素和更年期症状,我谈论的是那些影响我的全面健康的激素。同时,每个女性都应该了解避孕药的副作用。这点知识是我迈向健康的第二步。

女性应该知道她们何时开始失去激素。体内出现了问题,但她们从来没有把这些毛病和激素缺失联系起来。我们很多朋友依赖安眠药、抗抑郁药和消炎药,这些药物是医生用来解决问题的,但不应该由病人用来解决问题。

人们还必须了解生活方式和饮食营养的重要性,而且要知道人体就是神殿。如果善待自己的身体,再找到有前卫思想的医生,就可以让生命保持完美的平衡。要花精力,要下个决心,要有信心,才能确定有比药物更好的东西来维持健康。要认识到化学物质的不平衡是导致体内酸性和毒性的原因,压力和睡眠也起了至关重要的作用。要学会平衡压力,获得更多睡眠。

正如我所说的,当我第一次听到你和那些女性谈论有关激素的知识时,我还没有将它和自己联系起来。我有过一个充满压力的儿童时代,直到成年后它一直影响着我。压力是我们生活中相当大的一个部分,它会压垮我们。我希望更多的人能读到这本书,它能帮助人们了解到其他人都经历过的一切,它能给人以希望。

苏珊·索马斯:是的,信息赋予人们力量。我们该经受的都经历过了,那些问题,无论是生理的还是情感的,都给了我们机遇,让我们学到更多的知识。就看看这段旅程对你生活的启示吧!

温迪:我从这段旅程所学到的,就是所有的医生对我身体日渐衰弱的看法都有一丝道理，然而都不是绝对真理。他们真正所说的是我的肾上腺消耗殆尽，它使我每况愈下，弱不经风。激素不平衡、可怜的素食、缺乏压力调配、失眠等状况加剧了我身体的虚弱，渐渐地，它们以全身疼痛的形式表现了出来，直至我再也无法忍受。

我再也不能回到40岁了，但希瓦兹班医生、盖里切尔医生和你是我的天使，为我带来了福音。在相对较短的时间里，我又获得了生命的质量，我还年轻，还可以期盼未来美好的生命和生活。我对盖里切尔医生真是感激不尽，用语言是无法表达的。

随着细胞水平的不断康复，他现在又增加了新的添加成分——非常先进的脊椎治疗，我说它是“先进的”，是因为它不仅处理了我的体内结构，而且清理着我的肠道。他认为我有谷蛋白粘胶质偏执症，我多年的素食摧毁了我的身体，产生了毒素，很大程度上导致了我的慢性背部疼痛。

所有的医生都认为我的关节间盘没有什么问题，因而不应该那么疼痛。他们确实是正确的，我身体结构的问题或许起源于儿童时代的一个事故，我确实也有肠道问题而且是我自己造成的！虽然在十年的治疗中我做过脊椎按摩治疗，但无济于事，毫无帮助。我现在终于明白了我体内中毒过深，激素失衡过度以至于根本无法调整和控制。

我现在对饮食做了进一步的调整，这或许是短暂的，也许是终生的，我必须等待，我也在服用补充剂来治疗胃病，但最起码的是，我每天早晨醒来时充满幸福之心、感激之情。我的生活又回来了，再也不会回到从前了。我从心底里感谢你。

苏珊·索马斯：谢谢你！感谢你为我们带来了这个有着美好结局的令人难忘的故事！

保罗·撒维基医生：营养与激素

保罗·撒维基医生是伊利诺依州芝加哥 BodyLogicMD(人体逻辑医学)的首席医务官。他成立了 BodyLogic 来让人们分享他集一生努力所获得的有关健康的知识,并纠正人们对激素知识的误解。他的网页是 www.bodylogicmd.com。他的电话号码是 1-866-535-2563。

苏珊·索马斯:能与你晤谈是我莫大的荣幸。请告诉我有关你的机构的目前状况以及你在芝加哥的工作。你是如何登入这个医学殿堂的?

保罗·撒维基:即使我是个内科医生,我还是因为不太了解预防医学才进入这一医学新领域的。你知道,作为医生,我们还没有真正学会用预防的方式来治疗病人。

1996 年,我 38 岁,体重 264 磅。那时我沮丧极了,我毫无激情,无论我多么努力,我还是无法减轻体重。让我最烦恼的是我的睡眠还有问题,我会在 11 点或半夜 2 点醒来,在地板上踱步两个小时,然后再回到床上睡上 1~2 个小时,但从来觉得休息不好。我去看病,但医生告诉我吃好一点,多锻炼。

离开医生的诊所后,我豁然开朗,发现自己真的不知道如何饮食,也不知道如何锻炼。你做心脏检查吗？你体重增加了吗？什么对生理最好？什么对健康最有利？所以，我开始四处咨询饮食营养师、私人体能教练等。我向任何能教会我有关健康知识的人请教。我花两年的时间阅读有关营养方面的事实，在信息的迷宫里穿梭徜徉，但还是感到这一切是如此地让我迷惑不解，因为每个人的答案都出自自身的公共关系角度或市场信息角度，这一切看上去似乎让普通老百姓更加困惑：到底什么是健康的，什么是不健康的。

在我看来，没有什么有关节制饮食之事，只有适合的营养计划。有时我们可以回到几十年前祖母教给我们的方法：吃早饭、中饭、晚饭，早餐后小歇一会儿，午饭后打个盹，关掉电视，亲近自然，享受美景，吃两勺鱼肝油，吃所有的蔬菜，这就是简单的规律。

两年后，我减轻了 50 磅，减到了 210 磅，身体含有 26% 的脂肪，我感到好了一点，但不是十分好。我每天和体能教练一起锻炼一个半小时，做心脏检查，练武术，减肥。我一天吃五顿，营养很好，但问题在于我无法再减轻体重了。就是这段经历使我继续寻觅。

那时我对激素一无所知，我对这些年来我的不良生活方式和饮食营养对我的激素水平影响的严重性一无所知，我不了解它们之间的相关性，所以我寻找到了一位生物替代激素治疗师，他诊断我为激素失衡，特别是皮质醇太多和睾酮太少。在接受了生物体激素替代治疗五个月以后，我又减少了 14% 的体内脂肪，我的精力又恢复了，最后我睡眠又香甜了，真是太神奇了！

苏珊·索马斯：激素就是你失去的成分。

保罗·撒维基：这让我相信特别重要的是不但要维持激素水平，还要让它恢复到我们20岁和30岁时的水平，那个年龄阶段是我们人体运转的高峰——我们最佳健康状况的顶峰！

经历了这段不可思议的进展后，我决定离开我原来急诊创伤中心主任的职位——在那里我整天处理那些街头帮派、枪伤事故以及那些极度歇斯底里的人，真是压力太大，让人受不了——也就改变了职业方向，也就是当我全心接受整体激素概念并从自然中对它们替代时，我就渴望尽我所能弄懂一切有关生物同源激素、健康和营养的知识。

我去了阿拉巴马、佛罗里达、加利福尼亚、密西根和纽约，与各类专家研究生物体激素，直到最后我对此有了一个完整的概念。最终，我懂得这个健康医疗体系中缺失的部分就是为什么人们无法改进体质、恢复健康的原因。

苏珊·索马斯：关于病人的治疗，有什么令人印象深刻，至今仍记忆犹新的吗？

保罗·撒维基：当然。最有趣的事情之一是激素不仅仅是针对更年期女性的。一个32岁的女性来到我的诊所，泪流满面，她和丈夫正在闹离婚。她向我解释她很恐惧，因为她无法控制她自己的愤怒。每个月在她经期的前后两周，她变成了（用她自己的话）一个"狂暴的疯子"，歇斯底里，她很害怕和两个小儿子在一起，而两个孩子也很怕靠近她。她丈夫也绝望至极，迫切需要帮助。

我们诊断该妇女为严重的经前期综合征，也是每月循环中期两周的黄体酮缺乏症。当我们对她每周期后两周进行黄体酮治疗后，三个月不到，她就有了明显的改观。有一天，她和她的丈夫带了两个儿子来到我的诊所说："谢谢你拯救了我们的婚姻和家庭。"

在我看来，这种情况并不鲜见——每天都有激素戏剧性地改变人生、改变生活的例子。在传统的医疗中，很少有病人回来向医生道谢之事。在急诊室，我每天也在真正地抢救着人的生命，但很少有人事后回来感谢我。但在目前这个领域，每天都有女性来感谢我。

苏珊·索马斯：我知道有个45岁的女性拼命减肥，她参加体育运动，每天早早睡觉，密切关注节食，但是事违人愿，她还是增加了30磅。

保罗·撒维基：听起来她似乎是激素的问题，可能是雌激素过量。如果一个女性雌激素过量，我们先要通过实验室测试来确定。实验室数据仅供临床诊断用。医生必须调查其他方面，如她生活中的压力、她的体重、她的精神面貌等，这些都是临床诊断的参考部分。对于那些雌激素过量的女性，我们要找出是什么阻碍了黄体酮，因为黄体酮能够平衡雌激素。

苏珊·索马斯：你怎么会发现这一点的呢？

保罗·撒维基：通过临床病史和唾液测试。尽管没有很多的东西能够阻碍黄体酮产生，它还可能是起源于饮食缺乏。比如说，素食者无法得到足够的胆固醇，而胆固醇恰恰是需要用来制造激素的。另外用来排除这种阻碍的方法是增加女性饮食中的纤维素成分。我经常让雌激素过量的女性服用高纤维食物，这包括任何绿色的、有叶子的和咬起来有嘎吱嘎吱声的，如苹果、生梨、杏仁、草梅、菠萝、羽衣甘蓝、球花甘蓝或花椰菜等。增加纤维素摄入有助于调整雌激素水平。

最后，我们让雌激素过量的女性服用黄体酮来帮助保持雌激素与黄体酮比例平衡。这样就让她体内激素平衡，然后她再不会是雌激素过量了。

苏珊·索马斯:只要她一直坚持正确饮食和适度锻炼,是否体重也有所下降?

保罗·撒维基:对的。当雌激素处于平衡状态时,人的新陈代谢就增加了,然而雌激素太多了也会减慢新陈代谢速度的。雌激素会增加脂肪,而黄体酮有助于排除它。黄体酮也是利尿剂,因而它能帮助排出体内水分。当女性感到腹胀的时候,可能暗示她体内的黄体酮太多。所有的都能保持平衡就好了。

苏珊·索马斯:许多女性在黄体酮生理周期时感到非常难受,因为她们感到腹胀,甚至体重会增加多达5磅。

保罗·撒维基:如果你体重增加5磅,腹胀、抽筋、易激动或经历任何其中一种症状,就需要补充黄体酮。

苏珊·索马斯:听起来似乎是生物同一性黄体酮替代治疗比药房非处方止痛药和利尿剂对年轻女性更起作用。请告诉我,你给每个女性黄体酮的平均剂量是多少?我知道,对不同的人剂量都不一样,但总会有一点"通常惯例"吧?

保罗·撒维基:取决于女性本人。假如她很活跃、偏瘦并新陈代谢率高,她就需要更多的黄体酮。相反,假如她经常坐着不动、年龄偏大,而且新陈代谢率低,她需要的量就少。需要量多少视不同的人而定。

苏珊·索马斯:皮质醇高的人怎么办呢?

保罗·撒维基:我经常诊断这些人,通常她们是年轻的职业女性。

苏珊·索马斯:是她们睡眠太少的原因吗?

保罗:睡眠质量不好肯定是增加皮质醇的原因之一,但她们得问自己为什么睡眠不好呢?通常,压力是睡眠的一个最大妨碍者,而且它也能使皮质醇上升。皮质醇有两大功能，让我来从我们古老的防卫机制的角度作一解释。首先，它在我们人体内帮助产生战斗或逃跑的反应；换一句话说，当恐龙追赶你的时候，它帮助你动员能量来逃跑。其次，它在你奔跑后帮助冷却人体和关节以减少人体的炎症。当然，回到3.5万年前，我们还没有每天每时每刻被恐龙追得到处跑。但是，在当今世界，我们时刻处于巨大的压力之下，我们不断地告诉病人所谓的“恐龙”追赶——家庭压力、工作压力、人际关系压力、经济压力以及情感压力等，我们一直在推动自己前进而不让自己有片刻的休息。结果是，我们的肾上腺不断泵出皮质醇，慢慢提高的皮质醇关闭了你的新陈代谢机制，并说：“好吧，脂肪，给我所有你已经得到的食物，因为我们正在受到攻击，而且我们必须储存食品。”其结果是，你开始吸收更多的热量。由于皮质醇事实上减慢了你的新陈代谢，你所有的能量都被当作脂肪储存。

治疗方法就是通过压力调整和生活方式改变来减少压力，然后使皮质醇量下降。很多人有那种错误的观念，认为他们处于压力之下，不停地东奔西跑，一天一到两顿便饭就足够了，而不是每天把食物分成有足够量的五到六份。每天只吃一到两餐让你的身体内觉得它在受饥挨饿。这又导致了压力，压力又增加了皮质醇。

苏珊·索马斯：我在我的丛书里大量地写到了这一点，也就是少吃一餐，实际上就是增加了体重，因为它提高了皮质醇。只有适量的饮食，才能减轻体重。

保罗·撒维基：整天必须有不断的食物摄入，使身体理解到它不再受饥挨饿，也不在压力之下。通过营养，我们可以降低皮质醇，因而可以减肥。

我们还必须锻炼身体，即使一开始体育运动会提高皮质醇，但运动能减轻压力，长期坚持就能使皮质醇下降。找一项你喜欢的运动——瑜珈功、太极拳、武术、减肥操或跑步——它们都会减轻你的压力。度假也很重要，但底线必须是找到你喜欢的运动来释放压力。

苏珊·索马斯：如果一个人甲状腺不活跃怎么办呢？

保罗·撒维基：甲状腺不活跃是当今美国最无法诊断的一种疾病。有些研究认为，有75%的女性患有甲状腺不活跃但又没被治疗。对内科医生来说，它是一个非常复杂棘手的问题，因为当有其他问题涉及在内的时候，我们只有通过实验室测试才能明确要点。比如说，除了血液测试以外，体重增加、行动迟缓、便秘、皮肤干燥、心情压抑以及眉外角缺失等，这些都是甲状腺水平低的症状，必须警惕。

苏珊·索马斯：所以啊，不要因为血液测试正常就觉得其他的真的就不是指征了。医生的诊断悟性起了很关键的作用，对吗？

保罗·撒维基：是的。医生必须听取病人的生理症状。5年前，如果血液测试显示了促甲状腺激素超过5，那就表明有问题，而现在检查数据低于1或2[pg/dL]，所以，我们对如何治疗该疾病思路就越来越开拓了。

苏珊·索马斯：让我们谈谈肾上腺耗尽，这是人们很难理解的问题。

保罗·撒维基：当肾上腺疲惫不堪时，你受的压力就太大了，你太需要肾上腺了。一旦肾上腺太疲惫而耗尽了，它们再也不能产生足够的皮质醇水平了。我们一直看到有着很低的皮质醇水平的病人，你可以发现，因为他们看上去精疲力竭，他们早上很难起床，中午略微好一些。在大约下午4点左右，他们需要小歇一会儿，晚饭后他们感到比整个一天都好，但很快又会疲劳，因为他们很难入眠。他们对环境非常敏感，他们一旦受感染，感染期要比一般人都要长。

对这些人重要的是给他们解释营养、锻炼和生活方式的重要性。你想办法让他们停止做给肾上腺施加压力的事，如饮食不当、锻炼不够和生活工作中太多的压力。

接着，我和他们谈论有关草药代理、补充食物、维生素如何有助于增加肾上腺的产生。如果无法让他们接受这一切的话，我就知道他们不会改变。我最后的一招就是给他们氢化可的松。可的松只用于肾上腺耗尽的最后阶段，它既不能一开始就使用，也不能随意使用，它的副作用包括骨质疏松症和精神病。

苏珊·索马斯：我从我的经历中就知道肾上腺耗尽感觉如何。我有5次肾上腺耗尽，我发誓我再也不能这样干了，但那时候我不知道过度工作对身体的危害。我猜想你也是从你的错误中学会的。我现在如此珍惜自己的身体健康，以至于一上床就闷头大睡，只有休息好了，才能去想如何完成明天的工作。这也许就称为"成熟了"。

保罗·撒维基：数据统计显示，83%的女性和80%四十岁以下的人有肾上腺压力，意思是他们产生太多的皮质醇，你可以从他们一天喝多少杯咖啡看出他们患肾上腺耗尽的情况。

苏珊·索马斯：这很有趣，但难道咖啡不是小量的抗毒物质吗？

保罗·撒维基：一天喝一杯很好，是有那些关于咖啡抗毒效果的理论，但当你开始灌太多的咖啡因进入人体系统，它会从负面来刺激肾上腺。和其他一样，也是有关平衡的问题。就拿喝酒来作一比喻吧。一小杯红酒对血压有正面的效果，但如果你每天超过了两到三杯，那你就会有肝脏问题。

苏珊·索马斯：让我们谈谈男性吧。男性似乎不太情愿自己主动探讨抗衰老药物。

保罗·撒维基：就拿我自己为例吧。当我发现自己问题的根源时——体重增加、疲惫不堪、紧张压力、生活方式和激素失衡——我大吃一惊，接着，我也意识到其他的男性也有着同样的问题。我感到很自豪，因为我的诊所有几百个男性客户，经我治疗后，他们的健康状况进展很好。

男性更年期与女性更年期的不同之处在于，女性在20个月内失去了90%的雌激素，而男性失去睾酮的时间长达20～30年，那段进程是如此的缓慢，以至于我们没有那种突如其来、坠入深渊的感觉，相反，我们就沿着这条漫长的、不见尽头的路一直走下去。然后，终有一天，我们向右拐弯继续走。“你知道怎么回事吗？我感觉不一样了，我感到没有精力了，我觉得没有活力了，我发现头脑反应迟钝了，性生活没有激情了，我再也没有当年那么强壮了。”男性所坚持的最大的错误概念是他们认为睾酮会导致前列腺癌，而更不幸的是这种错误的概念阻止了男性享受睾酮替代治疗的想法。

苏珊·索马斯：就是要在激素平衡的环境中才能防止前列腺癌。

保罗·撒维基：当我们在阅读有关睾酮和前列腺癌方面的文献时，我们会发现大量的文献都是显示这一点的。事实上，睾酮不会导致前列腺癌。更进一步来说，睾酮对男性的情绪、记忆、思维、性欲、心脏、精力、新陈代谢和骨骼健康均有益。当你看到一个上了年纪的男人摇摇晃晃地走来，瘦弱不堪，皮肤干燥，脸色苍白，精疲力竭，视力不济，小便不畅，脾气暴躁，抱怨不休，性格孤僻，那些就都是睾酮缺乏症的症状。我努力防止我的那些男性患者身上发生这些事情，因为一旦一个男人达到了那个点上，出现了那些状态，就很难再让他重新扭转局面，恢复从前。我认为，无论是睾酮也好，或是还有其他的激素，都不应该随着年龄的增加而减少。

苏珊·索马斯：你看起来对你的工作拥有极大的热情。每天离开诊所下班时有着什么样的感觉？

保罗·撒维基：疲劳，但满足，非常满足。最最令人激动兴奋的是我每每走出诊所就有人向我迎来说："我在电视上看见你了。你说的东西很有道理。"或者还有其他医生向我走来说："我怎么做才能学会你正在做的事情？"知道自己能够极大地影响内科医生的生活和工作，真是太好了，太美妙了，因为一旦影响了医生，他们会继而影响他们的病人的。

苏珊·索马斯：谢谢您！占用了您太多的时间了！谢谢！

保罗·撒维基：医生对抗衰老的五大建议

- 饮食缺乏可以与黄体酮缺乏症妥协。比如，素食者得不到足够的胆固醇，它需要用来生产激素。其他排除障碍的方法是通过增加女性食物中的纤维成分——添加任何绿色的、有叶子的和咬起来有嘎吱有声的，如苹果、生梨、杏仁、草梅、菠萝、羽衣甘蓝、球花甘蓝或花椰菜等。增加纤维素摄入有助于调整雌激素水平。

- 当雌激素处于平衡状态时，人的新陈代谢就增加了，然而太多了也会让它减慢速度的。雌激素会增加脂肪，而黄体酮有助于排除它。黄体酮也是利尿剂，因而它能帮助排出体内的水分。当一个女性感到腹胀的时候，可能暗示她体内的黄体酮太多。所有的都能保持平衡就好了。

睡眠质量不好肯定是增加皮质醇的原因之一，但她们得问自己为什么睡眠不好呢？通常压力是睡眠的一个最大妨碍者，而且它也能使皮质醇上升。通过调整压力和生活方式的改变来排除压力，皮质醇水平也会下降。

很多人有那种错误的观念，认为他们处于压力之下，不停地东奔西跑，一天一到两顿便饭就足够了。每天只吃一到两餐让你的身体内觉得它在受饥挨饿。这又导致了压力，压力又增加了皮质醇。

运动能减轻压力，长期坚持就能使皮质醇下降。找一项你喜欢的运动——瑜珈功、太极拳、武术、减肥操或跑步——它们都会减轻你的压力。

保罗·舒立克：药草与抗衰老

保罗·舒立克，一位草药专家，是新篇章公司的创立者和执行总裁。他对草药的研究非常执著，以至于当他无法寻觅到高质量的生姜时，他亲自在哥斯达黎加的雨林种植生姜。保罗·舒立克对药草的研究有独到之处。

苏珊·索马斯：我非常高兴您接受采访。许多人都不了解草药，多年来您告诉我草药的功效，如沉金根、绿茶、生姜以及姜黄色素等。那么，您最愿意推荐给大众补充什么草药呢？

保罗·舒立克：其实有数以千种的草药值得推荐，并且选择的余地相当大。如果我被困在一孤岛上，我会给我自己补充以下8种成分：

- 非金属元素硒
- 红景天
- 肉桂
- 辅酶Q10
- 欧米加－3脂肪（不饱和脂肪）

- LycoPom（番茄红素、石榴和肉桂的合成物）
- Zyflamend（生姜、沉金根、绿茶和迷迭香的合成物）
- 灵芝

苏珊·索马斯：因此，让我们逐个了解一下。首先从非金属元素硒开始吧。

保罗·舒立克：健康而正常地衰老与人本身抵抗疾病的能力有关。非金属元素硒是一种矿物质，有益于防止患癌症。在《美国医学协会期刊》上有一篇论文，该作者对 1312 名对象进行了长达 8 年的大型研究，从而证明了硒的无穷价值。通过补充极少量的硒，研究者们发现，被试者患肺癌的几率减少了 46%、患结直肠癌的几率减少了 58%，患前列腺癌的几率减少了 63%。只需一点硒就能提高人体的解毒能力，另外，硒还能提高体内的某些酶系统功能，以帮助抵抗自由基。

苏珊·索马斯：那么，在哪些食物中含有非金属元素硒呢？

保罗·舒立克：几乎每种绿色蔬菜中都含有高含量的硒。然而，其含量取决于该蔬菜种植的土壤。现在，全球有许多土壤内严重缺乏硒。在一些人口研究中，调查者们发现，在非金属元素硒含量最低的土壤环境下生活，人们患各种癌症的频率最高。可以说，硒对于防止癌症有着独特的功效，也是人体真正需要的一种重要营养元素，一种最容易服用的元素。

苏珊·索马斯：接下来我们聊一下肉桂，一种天然的植物。那您所说的肉桂指的是我们平常在杂货店里买的那种吗？

保罗·舒立克：是的。如果能在我们饮食中加入适量的肉桂，人们会更加健康。

苏珊·索马斯:为什么呢?

保罗·舒立克:研究表明,肉桂能够极大地降低体内葡萄糖、甘油三酯以及胆固醇的含量,并且能够治疗糖尿病——这已是美国的第五大疾病杀手,每年有21万人死于糖尿病。美国政府所支持的对不同食物导致血糖升高的研究,所得出的结果非同寻常。当人们吃苹果派的时候,他们的血糖保持相对平稳,而不是像人们所认为的那样会突然升高。

研究者们发现苹果派中含有肉桂,这使得增强糖类的新陈代谢得以平衡血糖。研究也发现,肉桂里含有的成分取决于其品种。主要有两种肉桂,一种是锡兰肉桂,另一种是肉桂。后一种所含有的成分较多,如果过多食用的话,也许对健康非常不利。但如果剂量保持在一克左右的话,则效果相当好。

苏珊·索马斯:那辅酶Q10对人体的功效呢?

保罗·舒立克:辅酶Q10是一种类似于维生素的营养剂,由人体天然分泌,但现在也可以额外进行补充了。其主要功效是把食物、氧气和水转化成能量。在心脏肌肉处含有高度浓缩的辅酶Q10,这是因为该处的细胞活动需要很高的能量。如果能够额外进行补充,辅酶Q10能够起到降低高血压、治疗心脏疾病、防治癌症以及抗衰老的功效。

苏珊·索马斯:接下来我们一起聊一下不饱和脂肪。

保罗·舒立克:不饱和脂肪在饮食中是必须的,已经发现在鱼类中含有大量的不饱和脂肪,这对于抗衰老有着很大的功效。它们能够帮助预防心脏病、愈合炎症、保持体重以及减压。除了鱼类之外,你还能从鸡蛋、亚麻籽以及胡桃中获得这些对人体有益的脂肪。

苏珊·索马斯:那么,像鱼油这样的补充成分呢?

保罗·舒立克:鱼油胶囊是非常有益的,尤其是你如果不喜欢吃鱼的情况下。

苏珊·索马斯:接下来您要介绍的是 LycoPom,这是由番茄红素和石榴合成的。通过写书,我认识到番茄红素存在于烧熟的西红柿中,是一种强大的抗氧化剂。

保罗·舒立克:的确如此。同时,也发现番茄红素存在于大量的药草中,包括番红花和野玫瑰果。经过研究我发现,导致前列腺癌的最大隐患是缺乏番茄红素;据其他研究表明,体内番茄红素的不足也是导致女性心血管疾病的主要原因。因此我个人认为番茄红素是人体需要的一种非常重要的营养成分。

另外一种成分是石榴,这是一种常见的水果。有一种抗氧化检测叫做氧化自由基吸收能力检测,得到多数人的关注。其作用机制是可以直接作用于自由基,防止自由基对人体细胞的氧化攻击。与葡萄酒、绿茶、西红柿以及所有被认为具有抗氧化功效的食物相比,石榴是排在第一位的。并且其所含有的维生素 E 含量是绿茶、葡萄酒的 5 倍,能够有效地抑制氧化。有很多公司出售石榴汁,那对于心血管健康非常有效。

Zyflamend 是由药草合制而成的,其中包括沉金根和姜黄色素。姜黄色素这种香料其实是从沉金根里提炼出来的。两种草药都具有消炎的作用。研究表明,它们在防患心脏疾病、糖尿病甚至癌症上都有独特功效。

Zyflamend 里含有绿茶,这也是一种强大的抗氧化剂。研究表明,饮用绿茶最多的地区也是健康最佳地。我们在哥伦比亚大学的 Cleveland Clinic 和 MD Anderson 癌症中心正在对 Zyflamend 进行研究。

苏珊·索马斯:刚才您提到了“氧化作用”,这个词大多数人听说过,但不是很理解。您能给我们讲讲吗?

保罗·舒立克:我女儿读小学时也问过我同样的问题。为了解释氧化作用,我削了一个苹果,问孩子们:“这个苹果会有什么变化呢?”孩子们都叽叽喳喳地说起来:“表皮会变成褐色。”当然,他们说得没错。表皮变色其实就是氧化作用的反应——氧气与某物质发生反应从而破坏其内部结构。然而,同样的事情也发生在我们身体内部。我给孩子们演示通过一定的方法保存苹果内部的结构。因此,当你把生姜、大蒜等置于户外一两个月都会完好无损,因为其内部结构极其稳定。

当你吃这些食物时,也在吸收其内部稳定的结构和有序性,这可以帮助我们进行抗氧化。不摄取食物,我们能存活两周左右。然而,没有水,我们只能活一两天。因为氧气是我们生存的关键,并且,恰当的调整呼吸节奏是长寿的秘诀。

每项研究表明,饮用绿茶最多的地区的人是最健康的。就我所知,世界卫生组织把日本列为寿命最长的国家。

另外要提的是迷迭香。数年前,我筹划开一家酒吧。为了使得酒吧温馨舒适,有人告诉我加入一滴迷迭香精油。我说:“天哪,只是一滴精油居然会有如此大的效果。”后来我想,迷迭香精油是否对人体也有同样的效果呢?我查了罗格斯大学以及其他久负盛名的一些大学对迷迭香所做的研究。结果表明,其自我保护的功效是非常大的。并且,迷迭香的抗氧化功能也是非常强的。其实老年痴呆症、糖尿病、癌症、心脏疾病以及免疫疾病等问题都是由发炎所引起的,并且这些疾病都是没有恰当地处理好氧化作用。因此,这些药草的好处在于它能够帮助身体调节氧化作用,不至于过早地走向衰老。

哥伦比亚大学一直在进行方面的研究,MD Anderson 中心也在癌症方面进行研究。他们发现,唤醒细胞的使命对于稳定细胞生长具有很大的作用,失去整体性的细胞必然走向凋亡。然而,当身体的某些系统丧失其原有的功能时,细胞也会异常起来,即它们经历快速的细胞分裂,也就是我们通常所说的癌症。治疗的途径是注入细胞并且唤醒其内在的使命和任务。Zyflamend 里所含有的药草如生姜、沉金根、绿茶和迷迭香具有唤醒细胞的作用。在世界范围内,MD Anderson 研究中心在治疗癌症方面拥有最先进的设施。该研究中心的首席研究员纽曼(Bob Newman)曾说过,他们不断研究药物来治疗癌症,杀死癌细胞,并且认为药物发展的未来在于复方草药剂的发展。

纽曼认为,如果一种药剂能够延长癌症患者的寿命长达三个月,我们会考虑去研究它。几乎没有人探讨过这三个月的生活质量如何,但他们一致认为药草是有效的治疗途径。因为我们从未听说过多食用沉金根、生姜以及绿茶发生中毒的事件。

苏珊·索马斯:最后我们聊一下灵芝。

保罗·舒立克:灵芝可称得上是自然的神奇之作,在中医中是被誉为长生不老之药。其所含有的成分具有降低胆固醇、调节血压以及提高免疫系统的功能,几乎对人体的各个系统都有功效。

苏珊·索马斯:您刚才分别谈了人体必需补充的成分,但我发现您没有列出维生素 C,也没有列出新发现的卵磷脂,那您是如何看待其他营养成分的呢?并且,我丈夫和我每天服用 30 多种补充成分,我们是否服用得太多了?

保罗·舒立克:非常好的问题。我尽量回答得简单易懂些。我对补充草药的热情在于它们本身是植物,可以通过在饮食中加入适量草药,从而达到补充的目的。我想如果我们的身体感染上某种疾病,我们身体的机能系统就需要调整了。我是那种比较容易患上流感或感冒的人,我真的认为这不是一件坏事,只要一年不超过 2~3 次就可以了。我认为这是一种身体自我调节的反应。

我父亲是一位内科医生,去世时 59 岁。在过去的十年里,他一直引以为豪的是从未患过什么病,但我认为如果他患一些病反而会增强他的免疫力,因为感染能够帮助巩固人的免疫系统。

我想起希波克拉底曾说过的一句话:"让我发烧一次,我将治愈所有的疾病。"因为一旦你的体温升高,免疫系统就会高效运转,所有的白细胞会吞噬身体内不需要的成分。一位刚患过感冒的人看上去精神好一些,在感冒时要多喝白开水,这样能够保持身体的温度。

苏珊·索马斯:我丈夫总是食用大量的蓝莓和石榴汁,吃很多的坚果、腰果和杏仁。他深深地被这些有益的食物所吸引,正值蓝莓季节时,他想吃时就吃。因此,从某种程度上而言,他听从于身体内在的需要。

保罗·舒立克:在某种程度上,苏珊,我相信像你这样的人会促进人类的进步,不管你有没有意识到。

苏珊·索马斯:谢谢! 这是我的荣幸。

保罗·舒立克的五大抗衰老建议

对于保持健康以及抗衰老的最佳八大补充成分是:非金属元素硒、红景天、肉桂、辅酶Q10、欧米加-3脂肪(不饱和脂肪)、LycoPom(番茄红素、石榴和肉桂的合成物)、Zyflamend(生姜、沉金根、绿茶和迷迭香的合成物)以及灵芝。

不饱和脂肪对我们人体健康非常重要,因为它能够帮助防止心脏疾病,减轻体重,减轻抑郁等。你可以从鱼、鱼油、胡桃等食物中获取这些有效的不饱和脂肪。

从抗氧化剂的含量上来看,石榴汁首屈一指。最好每天喝一杯石榴汁(约8盎司)。

绿茶的抗氧化功能也非常好。有关研究表明,饮用绿茶最多的地区的人们拥有最佳的健康状态。

像生姜、沉金根、绿茶、迷迭香等药草能保护细胞,并且使得细胞正常生长,有效防治癌症。

罗恩·罗森伯格医生：生长激素、甲状腺与褪黑色素

罗恩·罗森伯格博士是一位知名的抗衰老专家，从事过儿科、急救治疗，现在完全投身于预防类药物的研究。在抗衰老研究领域，罗森伯格是第十位获得医师资格的医学博士，从事高端预防类药物和生物同一性激素替补治疗，被誉为"尖端的健康行政总裁"。接受他培训的人中有三分之一是内科医生，并且他曾经给2万多名内科医生在激素补充优化、抗衰老、预防类药物以及综合性药物等方面做过系统讲座。罗森伯格博士是加利福尼亚医疗学院的创立者、更年期研究所所长。他还是加利福尼亚大学、圣地亚哥大学以及医学院的全职临床教授。

苏珊·索马斯：您是如何从急救治疗转到抗衰老及更年期研究的？

罗恩·罗森伯格：在医学界，急救室是医生最能积累经验的地方，几乎需要处理一切。如果一位病人心脏被刺，急需进行治疗，我们虽然不是心血管外科医生，但也只能想尽办法去挽救伤者。我是美国第一批获得医师资格的急救专家之一。有趣的是，数年前，整个医学界流传这样一种说法，即急救医学是不需要的，这就有点类似于当今抗衰老医学的发展。30年后的现在，人们的观念发生了改变，急救医学、研究成为主流。

苏珊·索马斯：请问您创立的加利福尼亚医疗学院以及更年期研究所的宗旨是什么？

罗恩·罗森伯格：加利福尼亚医疗学院的创立宗旨是提供最佳的预防以及抗衰老的医学服务。我们按照病人的具体情况进行生物同一性激素替补治疗，保证他们的营养。并且，依照病人的需要以及医学研究的新成果，我们不断微调治疗计划。

更年期研究所的宗旨是给女性提供生物同一性激素替补治疗，其费用普通消费者基本上能接受。当今，生物同一性激素替补治疗不在保险之列，当然，也不在卫生保健组织的管辖范围。过去，我不想从事尖端的医疗保健，但我发现接受激素替补的女性非常需要。因此，我想做一些人人都能受益的事情。

苏珊·索马斯：我们谈谈生长激素吧，关于此一直有很多争议。

罗恩·罗森伯格：关于生长激素，我深入研究了长达八至九年。

苏珊·索马斯：对生长激素您能消除恐惧吗？我们人体分泌生长激素直至20岁左右，然后分泌开始减少。

罗恩·罗森伯格：的确如此。在14～18岁左右，人体分泌的生长激素达到巅峰；在20～30岁，其分泌量较稳定；但在35岁左右会严重减少。这通常被称作“躯体停滞”。人体分泌的每种激素都会有停滞期，如女性绝经期、男性更年期等。当我们处于最健康的状态时，也是生长激素分泌的高峰期，所患疾病（尤其是癌症）的风险最小。

苏珊·索马斯：对于老年人来说，是不是脑功能越好，生长激素含量越高？

罗恩·罗森伯格：是的。所含的生长激素和胰岛素样生长因子越多，脑功能越好，免疫系统越强，我想这就是我们人类抵抗各种疾病的关键所在。生长激素还能刺激分泌淋巴白球（T-cell）、淋巴细胞（B-cell）和增强免疫功能；它还能阻止颈动脉的粥样硬化。另外，就是与我们通常所说的生活质量相关。当然，这是个较笼统的词，难以科学地给出界定，但各种调查均表明，维持体内生长激素的平衡能够带来更好的生活质量。

苏珊·索马斯：您认为补充生长激素与补充其他激素一样重要吗？

罗恩·罗森伯格：嗯，这是有差异的。我的意思是注射生长激素是相当昂贵的。因此，有时人们会区别对待。我宁愿从基本做起，首先检测体内的激素含量：对女性而言，治疗雌激素、孕酮以及雄性激素的缺乏；对男性而言，针对的是雄性激素。然后，检测体内是否缺乏甲状腺素和脱氢表雄兹酮（DHEA），检查是否肾衰竭。此外，我再三强调不是人人都需要补充生长激素。

苏珊·索马斯：那到了什么年纪注射生长激素是危险的呢？

罗恩·罗森伯格：生长激素替补治疗只能针对缺乏生长激素的儿童或成年人。如果不需要，绝不可以服用。曾经有几位奥林匹克运动员到我这边请求注射生长激素，但这是不可以的。对于任何人，只有体内缺乏生长激素，才可以接受这方面的治疗。

从字面意思看，生长激素能促进生长，因此如果身体哪里患有癌症，人们就会猜测补充生长激素也会促进癌细胞的生长。但是，大量研究表明并非如此，这种猜测是站不住脚的。并且，青少年体内含有很高的生长激素，但患癌症的几率却很小。如果体内没有生长激素的话，就不能促进细胞分裂，因此生理上的状态会不佳。体内生长激素含量升高也会促进肝分泌胰岛素样生长因子（IGF-1），同时胰岛素生长因子结合蛋白-3（IGFBP-3）的含量也会相应提高，而后者恰恰具有抗癌的功效。在医学文献中，有人曾经探讨通过补充生长激素治疗癌症患者的理念，主要从提高人体免疫系统和生活质量着手。

在生长激素的包装袋上写着“请勿恶意使用生长激素”，生长激素研究协会做了大量的探讨和研究才得出此结论，具体的探讨内容发表在《临床内分泌学期刊》上。

苏珊·索马斯：如果你喜欢运动，经常食用新鲜食品，保持睡眠，再加上补充生长激素的话，那么，你的身体会更加棒了，是这样吗？

罗恩·罗森伯格：是的，的确如此。但是，我还想强调，只能在身体缺乏生长激素时才可以去补充。

苏珊·索马斯：那么，补充生长激素会有什么样的副作用呢？

罗恩·罗森伯格：可能产生的四种副作用为：脚踝肿胀、四肢麻木疼痛、关节疼痛以及胰岛素抗体增多。如果一种副作用增强，应该减少剂量或停用几天，副作用会逐渐消失。

顺便说一下，如果女性正口服孕酮的话，绝不该再进行生长激素补充。口服的雌激素会使肝停止分泌胰岛素样生长因子（IGF-1），这是使生长激素起作用的重要物质。即使对于处于围绝经期和接受生物同一性激素替补治疗的女性来说，补充生长激素也是起作用的，但没有像男性那样功效明显。补充生长激素是因人而异的，我们会检测其体内是否缺乏生长激素。一般 30 多岁的人不大可能缺乏，处于 40 多岁的人可能缺乏，但 50 岁以上的人是最有可能缺乏的。我绝不会为了强身健体、美容或体育比赛等目的而配生长激素。

苏珊·索马斯：那么，通过体内胰岛素样生长因子（IGF）检测，什么水平才是危险的呢？

罗恩·罗森伯格：如果某人患有肢端巨大症，这是因为脑垂体分泌的生长激素过多所导致的，这样非常危险。有时不了解并且缺乏生长激素的人害怕服用其会导致肢体肥大。老实说，只要监督和治疗到位，就不会产生这样极端的案例。但如果运动员滥用生长激素的话，其危险是很大的，因为这完全悖离了医学治疗的宗旨。在体育竞技中绝不能使用生长激素，而有时大量滥用的情况仍然存在，他们普遍较年轻，其实体内并不缺乏生长激素。

苏珊·索马斯：那么，这会给他们带来什么影响呢？

罗恩·罗森伯格：任何非法买来的都有风险，因为你并不清楚生长激素的功效。之前，我提到了肢端巨大症，而且牙齿变得粗大起来，这是非常恐怖的，并且会带来许多医学难题。体内生长激素含量的升高也会导致癌症，但如果体内缺乏生长激素的话，其患癌症的几率会更高。

苏珊·索马斯：我们聊聊甲状腺素吧！

罗恩·罗森伯格：好的。我对这个话题很感兴趣，因为很多患者优化甲状腺素后受益匪浅，并且许多人的甲状腺机能减退没有得到很好的治疗。

传统上促甲状腺激素（TSH）用来检测体内甲状腺素的含量，脑垂体直接产生促甲状腺激素，从而使甲状腺产生甲状腺素。从医多年，传统的内分泌学家认为促甲状腺激素的正常含量一直维持在10-5-2.5-2.1，这并不是体内甲状腺激素的含量，而是产生甲状腺素的潜在含量。甲状腺素有两种：甲状腺素（T4）和三碘化钾腺氨酸（T3）。T3是一种活性激素，而 T4 是激素原，T4 得转化为 T3。因此，你最好检测一下体内 T3 的含量，这样才清楚体内含有多少活性激素。

苏珊·索马斯：那么，什么是甲状腺素呢？它产生于哪里呢？

罗恩·罗森伯格：甲状腺素也就是 T4，可以人工合成，但需要与 T3 一起服用。从患者的症状就可以判断其是否甲状腺机能减退，如头发脱落、靠运动无法减肥、手脚冰凉、便秘、下午精力匮乏等等。Dr. Barry Durrant-Peatfield 写了一本书《如何保持你的甲状腺健康》，大家不妨阅读一下。近几年来，甲状腺机能减退的人不断增多，但一直没有得到恰当的治疗。

苏珊·索马斯：为什么会如此呢？

罗恩·罗森伯格：首先，人们的寿命比过去延长许多。在 20 世纪初，婴儿如果患有甲状腺机能减退、出水痘的话，则是熬不过去的；并且，甲状腺机能减退的人感染上肝炎等传染性疾病，则是凶多吉少。

其次，我想随着患有甲状腺机能减退的人不断增多，同是患有此症的男女通常会走到一起，拥有同样的生活方式，繁衍后代，因此下一代人的甲状腺机能减退会越加严重。

苏珊·索马斯：但如果男女体内的甲状腺素含量都低的话，有什么治疗方法呢？

罗恩·罗森伯格：首先要注意生活方式，其次是微观营养方面，即在饮食和补充剂中有没有含有足量的硒和碘。有时平衡补充这些矿物质能够改善甲状腺功能。许多医生在治疗这类患者时通常只配 T4，也就是甲状腺素。正如我之前提到的，追求更好生活的患者需要同时补充 T4 和 T3，并且我们会做后续的血检和尿液检测以确保没有副作用。在治疗过程中，我们会问一个非常重要的问题："你感觉如何？"因为药物的功效是从临床上体现出来的。

苏珊·索马斯：让我们聊聊褪黑色素以及进行这方面补充的话题吧！

罗恩·罗森伯格：那对于睡眠非常有好处。

苏珊·索马斯：因为那会促进自然、正常的睡眠？

罗恩·罗森伯格：是的，那是促使大脑休息的信号。当视网膜遇有光亮时，褪黑色素会停止分泌，而在黑暗的环境下则开始分泌。可以说，褪黑色素是一种非常强大的抗氧化剂、一种抗癌激素，并且非常安全，不存在过量服用的忧虑。

苏珊·索马斯：那对于上了年纪的人是否可以补充褪黑色素呢？因为有很多人从30多岁开始睡眠就很不好。

罗恩·罗森伯格：当然可以。随着年纪的增长，人体所分泌的褪黑色素也会大量减少。多数人补充后感觉很好，一些患者反馈他们的梦更加多样了；但一些人却感觉糟糕，这需要调整剂量。一般人的补充剂量在0.25毫克，而有些人需要3～6毫克。

苏珊·索马斯：补充过多是否会危险呢？

罗恩·罗森伯格：不会的。在对癌症患者的一些研究中，发现给他们化疗时补充700毫克褪黑色素效果更好。

苏珊·索马斯：那在保健食品店能买到褪黑色素吗？

罗恩·罗森伯格：能买到。在复合药房配激素需要医生开药方，但在美国很奇怪，可以在药房里直接买到褪黑色素和脱氢表雄兹酮(DHEA)，而在加拿大却不可能买得到。

苏珊·索马斯：我想褪黑色素这种激素一直不为人所知吧。

罗恩·罗森伯格：在动物世界，褪黑色素将会延长动物的寿命。如果每天给鼠服用褪黑色素的话，它们的生命周期可以延长一半，睡眠质量提高并且抗氧化作用增强。

苏珊·索马斯：近来我在《纽约》杂志上读到有关比尔·克林顿的报道。自从他患心脏病之后，我们都注意到他比以前更加憔悴了；并且由于工作上的巨大压力，其内分泌完全失调。作为医生，您如何看待他这种生活方式呢？

罗恩·罗森伯格：这位前任总统过早进入了衰老阶段。自从接受分流术之后，很明显，他患有心血管疾病；而导致心血管疾病以及其他疾病的主要因素是发炎，而发炎和提前衰老主要是由于缺乏睡眠以及不健康的生活方式。

苏珊·索马斯：您如何看待抗衰老药物治疗未来的发展呢？

罗恩·罗森伯格：很多医生都在疯狂了解这个领域，其实这在平常的医学研究中都会涉及，如《英格兰医学期刊》、《临床内分泌学期刊》等。作为内科医生，我们需要结合自己的研究兴趣去阅读科研论文并从中吸取精华。

八九年前，我就注意到了这种变化。我相信，如果充分利用最新的医学研究，人类能活得更健康、更长久。患者经过治疗慢慢恢复，是对我的最大安慰，这使得一切艰辛都是值得付出的。

苏珊·索马斯：非常感谢您接受采访！

罗恩·罗森伯格：不客气。我也要谢谢你给我这次机会与大家分享在这个领域的信息。

罗森伯格博士的五大抗衰老建议

- 可以通过只补充生长激素来治疗成年人体内生长激素缺乏。

- 尽管补充生长激素可以帮助控制体重，你仍然需要合理健康的饮食、适量的运动。

- 当患者体内甲状腺素含量低时，我通常给他们服用 Armour 甲状腺素。

- 睡眠对于抗衰老非常重要。睡眠与人体生长有联系，也就是说，生长激素只有在睡眠中分泌。但如果人们借助安眠药入睡，并不能起到人体休整的效果。

- 服用褪黑色素可以极大地提高睡眠质量，并且是一种很好的抗氧化剂。

瑜 珈 运 动

多年来，我的医生、朋友经常劝我练练瑜珈，甚至在电视杂志上也经常看到瑜珈练习班的广告。但我当时对此毫无兴趣，从未想过去练瑜珈。

直到一年前，我的儿子布鲁斯组织瑜珈活动，邀请瑜珈教练到家里，这样，整个一家都可以练习长达一周。我从未拒绝过布鲁斯的请求，并且，与家人一起运动感觉很好。

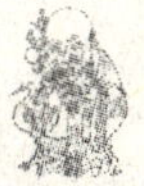

令我吃惊的是，第一次练习我就喜欢上了瑜珈。以前我从未练过呼吸、伸展这类的运动，在练习时我感到一种平和、美妙和高贵。我喜爱上屏息凝神的感觉，天空显得那么蓝，我一直用“生动”一词来描述碧蓝的天空。我感觉与自然融为一体，一切是那么美好！

一周的练习使我喜爱上了瑜珈，我继续着瑜珈运动，并且令我吃惊和高兴的是，我丈夫也一起练习。现在，我们每周会抽出3~4个早晨练习瑜珈，我们一起运动。

练习瑜珈数年后，我没有厌烦它。我现在每天很早起身，到户外呼吸新鲜空气，准备瑜珈中的伸展运动。以前我观察过家里养的一只猫：它每天醒来就是做做伸展运动，搔搔痒。这是自然界生物的习性，而我现在也回归到自然的生活中去了。

过去我身上有许多赘肉,想了很多办法都无济于事。后来练习瑜珈数周后,我体会到了从未有过的感觉,每次呼吸都能渗入到脂肪里,有种燃烧的感觉;数月后,我身上的赘肉开始紧致和细腻,并且使我惊讶的是我的体形更好了。我由衷地体会到身体和心灵都需要它,感受到了瑜珈的力量——清除杂念、妄想和固执,镇静心灵,自我与自然融为一体。

我生平第一次找到了一种愿意终身从事的运动,人人都可以参与,没有竞争性。这样,我丈夫与我一起练习时更加平和了,没有必要比较谁练得更好。

现在,我练习瑜珈已有两年多了,但仍然觉得自己是个初学者,感觉每次练习都是重新开始。每当我能够完成一个姿势时,我都觉得是一种个人胜利。想象一位60岁的女士还能向后仰,真是不可思议啊!尝试一下瑜珈,我相信不久你就会像我一样有收获。

练习瑜珈能够保护心脏。去年夏天,我在百老汇单独演出长达一个半小时,并没有气喘吁吁。我的唱功比以前更好了,因为练习瑜珈使我学会了如何运气和吐气。

瑜珈的主要作用是身心结合,镇静心灵,摆脱压力和苦恼。其他运动锻炼肌肉和骨骼,但瑜珈能使人身心畅通,提升和恢复元气。在当今社会,生活节奏明显加快,似乎有干不完的事情,这使得我们很累。因此,我们需要一种方式来释放压力,而瑜珈对我来说则是最好的选择了。

瑜珈大师B. K. S. Iyengar曾经说过:“瑜珈是人类健康的一道曙光,练习得越好,则越加绚烂。”

我深深体会到了这一点,瑜珈已经成为我生活中的一部分。练习瑜珈后，我的内心更加平静了，能拥有一个良好的心态面对生活中的挫折。瑜珈不仅可以塑造完美的体形，而且有益于心灵的健康和活跃。

瑜珈对于治疗身体受伤非常有效，因为练习时能够供血到受伤处，而西医虽然能够加快康复过程，但不能彻底治愈和恢复。很多人到冬天会手脚冰凉，这通常是由于甲状腺功能不足、压力过大或紧张，容易导致肠胃疾病，而练习瑜珈能增强血液循环，对于改善手脚冰冷很有益处。瑜珈中有头倒立和肩倒立姿势，这对于甲状腺非常好，因为倒立能够让新鲜的血液自由流入心脏，无需克服地心引力的作用。

并且，瑜珈对于治疗高血压、低血压、静脉曲张、动脉不畅、心绞痛、心脏病、感冒、哮喘、胃窦炎、消化不良、胃酸和便秘都有功效。

一般年过50岁的人多数会被便秘所困扰，但练习瑜珈对于治疗便秘效果奇特。练习一段时间后，便秘症状会缓解许多。就凭这一点，很多人认为练习瑜珈是值得的。

此外，瑜珈对于经常拉肚子的人也有疗效，对于过敏性大肠综合症、十二指肠溃疡、胃溃疡、溃疡性结肠炎、失禁、肥胖症、糖尿病、免疫系统低下、身体疲劳、肌肉抽筋、背痛、骨关节炎、平衡心绪等都有很好的作用。还需要我讲更多吗？对了，还有一点，练习瑜珈后，你会变得更加苗条。

瑜伽教练朱莉·卡门：瑜珈与健康

朱莉·卡门和我是在亚利桑那州的图桑拍电影时认识的。我欣赏朱莉练习瑜珈的方式与技巧，通过向世界一流的瑜珈大师们学习，她的教学方法更为人所接受，知识丰富。她把每个瑜珈动作都解释得非常到位，督促我们完美地完成每个动作。她是一位天生的瑜珈教练，我相信你读了有关她的访谈后会喜爱上瑜珈。

苏珊·索马斯：非常感谢您接受采访。通过您的指导，我已经深深地喜爱上了瑜珈。但是，很多人仍然不清楚瑜珈是项什么运动，能否请您跟我简单讲讲练习瑜珈的作用呢？

朱莉·卡门：总体说来，瑜珈能起到调节身体的作用。比如我在乐队里拉小提琴，如果我事先不调乐器的话，后果将无法想象。每天，当你从事压力重重的工作、照看小孩或与病魔作斗争时，如果你能及时调节好自己的身体，就可以高效地处理日常事务。

苏珊·索马斯：是的，但多数人喜欢运动是想保持身材，而您是体会到了瑜珈给您带来的真正的益处——调节身心。

朱莉·卡门：的确如此。瑜珈的历史可以追溯到5000年前。瑜珈对身体各个部位及内脏的拉抻、挤压，对肌肉和内脏器官起到刺激和按摩的良好作用，增强了各器官的功能。瑜伽练习使胃肠蠕动加强，因而可缓解或消除便秘，同时，练习提高了身体的柔韧性和肌肉的伸展性，增强了体力和体质，并有美体塑形的功效。给人年轻感觉的关键就在于你的姿势。一个20多岁的年轻人之所以驼背，看上去要比他的实际年龄要大，就是因为他的站姿是不正的。

当我们看到一位年过六旬的老年人站得笔直时，不禁要问："了不起，有什么秘诀吗？"其实答案就在于姿势，而瑜伽练习对于调整姿势是非常有益的。

苏珊·索马斯：过去我屁股、腰上的赘肉很多。通过几年的瑜伽练习，这些脂肪全被消化了。为什么效果会这么好呢？

朱莉·卡门：瑜伽是一种全身运动，有上万种姿势。在练习瑜伽时，教练可以非常清楚地看到学员身上的赘肉。通常，这些地方需要更多平衡力量的锻炼。因此，瑜伽减肥的奥秘首先在于强有力的瑜伽锻炼可以使心跳加快，这样，脂肪就可以在短时间内充分燃烧；其次，瑜伽姿势会影响体内荷尔蒙的分泌，比如肩倒立或手倒立5～10分钟的话，能促使甲状腺素的分泌。

苏珊·索马斯：我非常喜欢倒立这种姿势，您能讲讲为什么倒立会有这样的效果吗？

朱莉·卡门：因为倒立时血液倒流，从而刺激了甲状腺素的分泌。如果患有甲状腺功能亢进或高血压的话，医生检查时要求弯下身去，也是这个道理。

苏珊·索马斯：当您第一次教我倒立时，我非常喜欢，感觉甲状腺得到了滋润。随着年纪的增长,很多人都有便秘,那么瑜伽治疗便秘效果如何呢?

朱莉·卡门:瑜伽里的弯曲动作能治疗便秘。首先做一些热身运动,然后仰卧,手臂放于身体两侧,双腿自然伸直。吸气,屈左腿,双手环抱左小腿。呼气,肩背抬起,左大腿拉近胸部。屏住呼吸或者保持自然呼吸(根据自身情况决定),下巴接触左膝盖。

苏珊·索马斯:当今社会很多人压力很大,瑜伽能够帮助减压吗?

朱莉·卡门:瑜伽能使人镇静和放松。我的思维分为三个纬度:过去、现在和未来。在瑜伽练习中,我们只集中于现在,排除杂念,专注于简单的吸气和呼气。并且瑜伽的定义就是融心、身与呼吸于一体。有好几次练了一会儿瑜伽后,我突然意识到自己在练习时没有想到生活中的琐事。我喜欢这种融于一体的感觉,瑜伽对我来说已不仅仅是一项运动,而是成了我日常生活中的一部分。

苏珊·索马斯:是的,瑜伽重新塑造了我的体形,成为我最喜爱的运动。开始时,专注于每一个动作我觉得很困难,因为杂念太多,考虑很多未来的事情。

朱莉·卡门:敏感的瑜伽教练会认真使你静下心来,但又不会给你施压。你最好能找到自己所能承受的极限。我把瑜伽看作一种极限运动,专注于自己没有任何杂念的空间。

苏珊·索马斯:上了年纪,如80岁时,还能练习瑜伽吗?

朱莉·卡门:完全可以,甚至过了百岁还能练。当然,这需要了解自己的身体、力量、弱点、疾病以及体内激素含量,所有这些才构成真正的"自我"。只有这样,才能把瑜伽的一些动作调整到你所能承受的范围内。

苏珊·索马斯：对于年老的人是否有危险呢？

朱莉·卡门：任何运动都该在身体健康的范围内进行，但我认为做些运动总比等着患糖尿病或心血管疾病要好很多。在某人健康的状态下，合理的瑜珈练习对于任何年纪的人都是有益的。

苏珊·索马斯：当你开车或做礼拜时，您有没有发现自己有意识地调整呼吸和坐姿？

朱莉·卡门：自从练习瑜珈后，我尽量注意自己的姿势，当然也会有忘记的时候。瑜珈有利于气能循环。如果感到自己过度兴奋，想使自己静下来，瑜珈会有很大的帮助。苏珊，在整个练习中，我们采用了一种强吸气、强呼气的方式。当我说"尽力呼气，然后吸一口气直至肺的底端，屏气，直至气流到肺的中端，再屏气直至上端，此时尽力摒住气，然后再慢慢地呼气"，你会体会到呼吸的神秘所在。

我班上有一半学员是男性，很多人的想法在变化，一些男士跟我说他们想练习瑜珈是因为他们没有以前那么灵活了。但仅通过两年的锻炼，他就可以倒立和向后弯了。

任何一位坚持练习瑜珈的人看上去更健康，这是个良性循环。当人们对你说："天哪，你看上去棒极了！"这样更加能够促使你去锻炼。

苏珊·索马斯：是的。在练习瑜珈的这段日子里，我感觉如沐春风，感觉自己也更加年轻有活力了！

朱莉·卡门：做瑜珈时，我们的大脑专注于吸气、呼气和弯曲，这样就不会给任何消极的情绪留有空间了。

苏珊·索马斯：非常精妙的总结。谢谢！

保持美丽

永远保持美丽是不易的，你得付出努力。但与此同时，科技的迅猛发展也更有益于我们美容、保持青春。在本章中，我将向大家推荐我个人在保持年轻面貌上的诀窍。当今，我们可以通过向皮肤内注射胶原蛋白、内毒毒素或采用电波拉皮保持皮肤的弹性和活力，但要注意不能过度，因为我们所追求的目标是自然美。

如果你选择注射胶原蛋白或内毒毒素的话，请务必找一位医术高超的医生而不是去美容院或小诊所等。因为注射量以及美容程序是非常关键的，需要医生的监督；另外，对于注射剂的质量以及治疗环境都要考虑到。

接下来我介绍一下自己在保持美丽方面的窍门。

首先并且最重要的是拥有一个合适的发型。一种新颖时髦的发型使你显得年轻许多，可以给头发染淡一点的颜色。

第二，随着年纪的增长和皮肤的衰老，需要注意改变自己的化妆。在眼睑处画深一些，用黑色或蓝色眼线笔勾勒出眼眶，涂上睫毛膏，在颧骨上轻轻刷一些腮红。你可以在平常的化妆中寻找最适合自己的方法。

第三，每周定期做一次面膜，让按摩师轻轻地在你的脸颊和颈部按摩。这会让你释放压力，非常放松，对内分泌也有积极的功效。如果无法支付美容院费用的话，也可以自己做面膜，这也的确非常有效。白天注意涂抹补水的防晒霜，晚上用晚霜。

第四，注意修整眉毛，这是每一位好莱坞女明星非常注意的方面。有型的眉毛可以更好地衬托你的脸形，使你看上去更有活力。如果你需要画眉的话，眉笔的颜色要与眉毛的颜色匹配，画得太重会显得老一些。

第五，减肥能使你年轻些。上了一定年纪的人很难保持内分泌平衡，但仍然有办法战胜它。首先要注意饮食的合理营养，也就是多吃新鲜、不经过加工的食品，最好不吃面包、甜食等。

多数人在进行节食时采取一刀切的做法，不食用色拉配料、橄榄油和黄油，这些会使你更有食欲而不会发胖。用鸡肉做的香溜肉片，在上面涂上一些柠檬汁和黄油，这是我喜爱吃的一道菜。

显得年轻的做法还有一点就是穿着方面，尽量突显你的优势，掩盖不足的地方。比如，露腰的女装不再适合上了年纪的人，因为你永远不会拥有 20 岁时的苗条身材了。我总是告诉女性朋友穿得时髦性感些，但不要过度，不要让别人认为你穿着你女儿的衣服。衣服颜色稳重些，除非你的身材很棒，否则上下衣服的颜色不要有明显的对比，那样会使你显得矮一些。不过，穿同一色系的衣服会显得身材细长些。

最后一点，也是使我 14 年来受益匪浅的非手术面部拉皮（FaceMaster）。现在，我可以大胆地宣告这是我自己制作出来的机器，过去我不愿提起，因为这有点自吹自擂，但 14 年来我几乎每天使用它，帮助我捕捉面部衰老的每处细节。

比特·汉森医生：非手术面部拉皮

比特·汉森博士是一位西医、针灸医生和作家，他经营了一家疼痛治疗诊所，并且出了一本书《处理压力的快乐》，已销售了100万本。数年前，我第一次与汉森博士认识时，我们一起研究用FaceMaster进行非手术面部拉皮。在汉森博士的诊所里，他采用了一种类似于FaceMaster的仪器治疗疼痛。它是基于这样的理论：微电流有益于我们的身体，有着很好的治疗效果。汉森博士与我的工作组一起采用这种技术。

苏珊·索马斯：早上好，汉森博士。首先我想让您描述一下您的职业。

比特·汉森：首先，我所从事的是家庭和急救医疗，但也从事其他医疗，如针灸、减轻疼痛以及压力的治疗。

苏珊·索马斯：那医学治疗与FaceMaster这样的美容仪器如何共同作用呢？

比特·汉森：1980年，我首先采用针灸治疗面部肌肉麻痹，注意到面部组织受到电流刺激后有了明显的改善。我们所针对的是皮肤的内在结构，这对改善表层皮肤相当有效果。我们都知道表层皮肤会衰老，通常用护肤品来补给表层皮肤。但在皮肤深层，肌肉会经历缓慢衰老，而护肤品对其毫无作用。

苏珊·索马斯：那我们能通过面部锻炼来缓解皮肤内在肌肉的衰老吗？

比特·汉森：如果整天进行面部锻炼的话，你所得到的是满脸皱纹。其实，没有方法锻炼面部肌肉，我想这也是 FaceMaster 仪器的治疗效果让人惊叹的原因所在吧！我们都知道皮肤和脸骨非常接近，而面部肌肉就位于两者之间。采用 FaceMaster 仪器，我们能够轻而易举地接触到皮肤下的肌肉并向其内部输送微电流；并且，在表层皮肤上操作相当方便，容易渗透。

苏珊·索马斯：这种仪器男性也可以使用吗？

比特·汉森：是的，因为肌肉没有性别的区分。记得我们当时只给艾伦做了半张脸，这形成了鲜明的对比，做了的半张脸更加饱满，眼睛更大些。可以说，有 90% 的皮肤问题直接与皮下组织滋补有关，而还有 10% 与骨坏死、太阳灼伤有关，这就需要专门的皮肤治疗了。

苏珊·索马斯：当晚上坐飞机到达目的地后，我的眼睛总是红红的，有点痒。当我使用了 FaceMaster 之后，眼睛会变得有神明亮些。

比特·汉森：因为微电流刺激保证了眼周的血液供应。

苏珊·索马斯：那这是与血液循环有联系了？

比特·汉森：是的，能够恢复血液供应，缓解炎症。眼睛发红是发炎所引起的，通常是由于眼睛干燥或眼内有灰尘。电流刺激能使身体机能恢复正常，恢复体内可的松的含量，这也许是去除眼睛发红的原因所在吧。

苏珊·索马斯：嗯，这就是我的美容小诀窍了。谢谢，汉森博士！

汉森博士的五大抗衰老建议

90%的皮肤问题直接与皮下肌肉有关，还有10%与遗传性的骨坏死或太阳灼伤有联系，像这类就需要皮肤专家进行治疗了。仅仅靠护肤品不能缓解皮肤下垂，而是要依靠微电流、非手术面部拉皮或采用FaceMaster。

非手术面部拉皮能够恢复眼周的血液供应，缓解眼睛发红等。微电流刺激能使得身体机能恢复正常，恢复体内可的松的含量，这也许是去除眼睛发红的原因所在。

如果你想通过面部拉皮来改善皮肤的话，可以肯定，使用FaceMaster的效果会更好些。

如果每天给面部做锻炼的话，你所得到的是皱纹增加。

被太阳灼伤的皮肤需要皮肤专家的治疗。除此之外，也要注意使用防晒霜、乳液等护肤品。

结　语

我的抗衰老诀窍全都在本书中。亲爱的读者,青春不老不再是一个神话,你可以做得到,关键在于你的选择。

既然你已经了解了保持内分泌平衡以及激素替补的重要性,我相信你会寻找一位医生,经历神奇的抗衰老过程。记住一点,服用天然激素如同你每天涂面霜一样简单。

在读完罗恩·罗森伯格博士的访谈,尤其是补充生长激素的一节,我相信你会产生兴趣。如果浑身感觉无力,也许你可以借鉴麦克尔·盖里切尔博士和拉里·伯斯特博士的建议。当今社会环境污染日益严重,你也可以与抗衰老医生探讨如何使自己的身体免受污染物的侵害等。

不久你就会像我一样,向你的朋友谈起补充激素等其他治疗的神奇效果。我们走进了生物医药发展的时代,我们这一代人将领先于该领域,摒弃低劣的医疗,寻求高质量的生活。

在营养方面,最好食用天然食物和有机物。天然食物口味好,营养也充足。

现在,由于受经济利益驱使,饭店里食物质量越来越下降。作为消费者,可以要求饭店提供有机猪肉、鸡肉或鱼肉,这对身体健康有益。并且，消费者有这个权利。

如果内分泌平衡，你会拥有一份良好的情绪。寻找一位医疗师帮你来实现，并非所有医疗师的技艺都是一样的，有时你需要经历一两位才能找到适合自己的。

迄今为止，我相信你已经意识到了压力的危险性。如果我不从事抗衰老研究，如果我无法宽容酗酒的父亲，我相信压力会使我一蹶不振。在患乳腺癌期间，我也在服避孕药，并且童年的痛苦经历也一直在影响我。可以说，乳腺癌唤起了我对生命、生活的思考，我意识到如果不原谅父亲的酗酒习惯，疾病在我体内便占了上风。

深入思考一下你的生命价值，你会意识到答案在于学会关爱自己，照顾自己需要自爱。如果你真的在乎自己，在乎自己的生命价值，你会关注自己的身体。改变你的生活态度就能够走向健康，读此书也就意味着你已经准备好了。向医疗师说说你的种种不快。的确，谈起过去是痛苦的，但只有了解过去，才能更好地把握未来。正如我在本书开始时所说的，健康带来快乐，内分泌平衡带来快乐，身体机能正常带来快乐，精神健康带来快乐。

充分利用本书中的资源，我们都渴望活得健康长寿。现在你知道了这个秘诀，因此开始吧，朝着这个目标迈进。

非常感谢你的阅读！

术语汇编

16 alpha-hydroxyestrogen

16 α-羟基雌激素：一种新陈代谢雌激素，它能够破坏细胞组织，能通过使用维生素 B12 和叶酸安全地从体内代谢和分泌出来。

Acromegaly

肢端肥大症：一种由脑垂体腺所产生的慢性激素生长所导致的人体紊乱，它的特征是扁骨(如下巴)和手足骨、腹腔组织、鼻、唇和舌的递进的、永久性的增大，在青春期结束后出现。

Adenomyosis

子宫腺肌病：子宫内膜异位症，特别是当子宫内膜组织入侵子宫肌层(子宫壁的肌肉层)后发生的症状。

Adipose tissue

脂肪组织：储存脂肪的结缔组织，并包含由过量胰岛素刺激产生的脂肪颗粒所扩张的细胞。脂肪组织新陈代谢活跃，会引起炎症并导致进一步的脂肪积存。

Adrenals

肾上腺：一对小腺，每个位于每个肾的顶端。肾上腺生产激素，能帮助控制心率、血压、人体对食物的新陈代谢和其他新陈代谢的功能。

Adrenarche

肾上腺本原：由肾上腺皮质导致的肾上腺激素生产的增加，通常发生在青春期前或青春期。

Adrenocorticotropic hormone（ACTH）

促肾上腺皮质激素：刺激肾上腺皮质，更具体说来，刺激诸如皮质醇类的糖皮质激素分泌。

Anabolism

合成代谢：人体内构成并支持细胞组织。

Androgenic

产生雄性特征的：一种产生男性性激素（如睾酮）的作用。

Andropause

男性更年期：男性体内一种渐进的而且表现不同的产生男性特征的激素（特别是睾酮）生产下降，同时伴有它的后果。症状包括性功能下降、疲乏、肌肉松弛、脂肪增加、大脑功能减退以及其他可用来为男性更年期下定义的身体状况。

Angiogenesis

血管生成：对血管构成的刺激。

Anthroposophic：美国食品及药物管理局尚未批准但必须通过医生开处方的药物，如 Iscador，一种加强免疫系统的药物，从槲寄生中提取。

Antioxidant

抗氧化剂：一种天然或合成剂，通过提供中和电子，能帮助细胞免受自由基的破坏。

Apoptosis

细胞凋亡：一种安排细胞死亡的程序，能有效地限制肿瘤生长。

Armour thyroid

装甲甲状腺：来源于猪肉甲状腺腺组织的甲状腺组织，能为人体提供 T3 和 T4 甲状腺激素。

Aromatase

芳香：一种酶或酶复合剂，能促进雄激素（如睾酮）转化为雌激素（如雌二醇）。

Autoimmune

自动免疫：与抗体相关或由抗体或 T 细胞导致，抵抗细菌所产生的分子、细胞和组织。击抗产生抗体同体组织抗体的产生导致了自身免疫识别系统的损毁。

Bilateral oophorectomy

双侧卵巢切除术：双侧卵巢的外科切除，伴有明显的人体天然激素产生的减少。

Candida

念珠菌：一种人体内正常产生的真菌，由于过量糖分的摄入或人体免疫系统受新陈代谢和心理压力影响所造成的压抑过度刺激而变成致病菌。

Catechol estrogen

儿茶酚雌激素；从肝脏和肾脏代谢的雌激素，它们中的一些形式可能会导致癌症的危险。

Chelation

螯合：用接触金属的氨基酸来排除重金属，通过肾脏排出这些金属，治疗心脏病、高血压及其他疾病。

Choline

胆碱：在动物和植物组织中发现的物质，对正常脂肪和碳水化合物的新陈代谢很重要，对大脑和神经功能也是很必要的。

Chronic

慢性：以长期拖延、反复发作和严重性逐渐进展为特征，一种表明体内长期存在疾病的状态，通常随着时间的推移而加重。

Chrysin

白杨：一种有助于减少睾酮转换为雌激素并能降低雌激素水平的物质。

Circadian

昼夜：大约 24 小时的生理活动和功能的阶段及循环的存在和特点，在这 24 小时内有节奏地释放激素的过程。

Cortisol

皮质醇：主要的压力激素。皮质醇是人类体内的主要天然糖皮质激素。一种激素（肾上腺素）从对代谢和情感的压力作出反应而被释放，能够稳定血糖含量、血压等等，但如果过量的话，会形成对人体新陈代谢过程的破坏。

Craniosacral therapy

颅骶疗法：一种用来平衡人体电磁场位置并支持人体愈合的疗法。

C-reactive protein

C -反应蛋白：由肝脏生产的蛋白通常微量存在于血清中，但会在与肿瘤疾病、慢性发炎和冠心病相关的急性炎症发生时提高。

Curcumin

姜黄素：一种草药，有助于减轻炎症，改善循环，并促进免疫系统。

Cytokines

细胞因子：由白细胞生产的100多种蛋白质，能调节免疫机制或与细胞炎症相关的细胞生长和细胞功能。

Dioxin

二恶英：任何严重的持续性的有毒杂环碳氢化合物发生，特别是作为各种不同类型的工业进程（杀虫剂生产和造纸行业）以及废品焚化中的副产品。

Dopamine

多巴胺：起源于蛋白质的神经受体物质，能调节大脑和肌肉中的神经传递。

Ductal carcinoma

导管癌：涉及乳房腺管组织的乳房癌。除了在很少情况下侵袭转移。

Endocrinology

内分泌学：研究内分泌腺的一门科学（内分泌腺和甲状腺或垂体一样产生内分泌物）。

Endometrial ablation

子宫内膜去除术：切除子宫内膜，去除组织增生，减少过量出血，并减低子宫癌的危险。

Endometrosis

子宫内膜异位症：子宫内膜组织的存在和生长功能移位于子宫外，经常导致严重的疼痛和不孕症。

Endometrium

子宫内膜：子宫内细胞内膜。

Endorphins

内啡肽：大脑中产生的蛋白质通过与麻醉药品受体结合来产生麻醉，以达到减轻疼痛感之效果。

Epidemiology

流行病学：在人群中对疾病模式的研究，有助于调整疾病模式。

Erythropoietin

促红细胞生成素：一种激素物质，特别在肾脏内形成，能刺激红细胞构成。

Estradial

雌二醇：激素中最活跃的雌激素，可以转化成雌三醇和雌酮。

Fibromyalgia

纤维肌痛：一种慢性疾病，特征是全身散发性疼痛、压痛和肌肉僵硬，与结缔组织结构相关，典型的症状伴有疲乏、头痛和睡眠受干扰。

Fluoride

氟化物：一种含氟的化合物，部分地起源于铝制品的副产品，用来防止蛀牙。有可能有毒性，因而剂量的控制很重要。

Follicle-stimulating hormone（FSH）

滤泡刺激激素：一种来源于垂体腺前叶的激素，能刺激卵巢内含滤泡的生长，并能激活形成精子的细胞。

Gamma-aminobutyric acid

γ-氨基丁酸：一种非兴奋氨基酸，能促进中枢神经系统，刺激的作用能减少惊厥的发作，加强中枢神经系统。

Genomics

基因组学：生物技术的一个分支研究，将基因工程技术和分子生物学应用于基因组图和多套基因中的 DNA 排列，有助于预测临床疾病模式的发病率和未来结果。

Glutathione

谷胱甘肽：一种抗氧化肽，用来对化学物和重金属解毒，降低细胞炎症。

Helicobacter

幽门螺杆菌：革兰氏阴性细菌被证实为导致胃炎和溃疡并最终会引起胃食管癌症，主要在鸡和其他家禽身上发现。

HER2-neu

新二型疱疹：生殖器病毒病变内的单纯二型疱疹病毒。

Hypercholesterolemia

高胆固醇血症：血液中存在胆固醇量过高。

Hyperinsullinemia

高胰岛素血症：血液中存在胰岛素量过高。

Hyperpermeable

高渗透：描述一种膜，如内脏膜，允许过多的物质通过它渗透弥散。

Hyperplasia

增生：构成某部分元素（如细胞构成组织）的异常或非正常增加。

Hypertrophy

肥厚：一个器官或部分的过度生长——特别是肿块（如肌肉纤维的增厚），没有重复多发。

Hypogonadism

性腺机能减退：性腺功能无能，特别在男性，伴有激素和生殖细胞的生产低于正常或受损。

Hypothalamus

下丘脑：大脑内的结构，释放激素来刺激脑垂体释放，能影响人体如甲状腺、肾上腺等激素系统的激素调节物。

Hypothyroid

低甲状腺：与甲状腺低效率活动相关。

Immunoligic

免疫的：与人体免疫系统相关。

inflamation

炎症：一种人体状态，暗示发炎的细胞能量产生，能引起人体很多的疾病。

Interleukin

白细胞介素：不同类型的低分子重量化合物中的任何一种，由淋巴巨噬细胞单核细胞产生，特别起作用于免疫系统和细胞调节免疫。

Kinesiology

运动学：对与人类运动相关的解剖机制的原理研究学科。

L-glutamine

L -谷氨酰胺：一种作用于肌肉功能、胃肠道修复和解毒的胺基酸。

lipid syst

脂质系统：用于脂肪相关化合物利用和代谢的人体系统。

Lipoprotein

脂蛋白：由蛋白和血脂复合构成，在血液中携带血脂的大批共轭蛋白中的任何一种。

Lupus

红斑性狼疮：一种自体免疫疾病，严重危害肺、心脏、皮肤、关节等人体器官部位。

Luteinizing hormone

促黄体激素：脑垂体内产生的一种糖蛋白，刺激女性子宫内黄体产生的黄体酮分泌及男性睾丸内的睾酮产生。

macular degeneration

黄斑变性：一种视网膜内黄斑体进行性退化导致渐进的视力消失。

Melatonin

褪黑激素：一种起源于羟色胺并由松果体腺分泌的特别是对黑暗作出反应的激素，与昼夜激素韵率调节相关，对防止癌症有很强的抗氧化作用。

Menarche

月经初潮：女性初次来月经的年龄。

Metabolism

新陈代谢：所有生物体内的整套生化进程，包括建构代谢和分解代谢。

Matastasis

转移：癌症从人体的一个部分转移到另一个部分，所转移的细胞就像原始肿瘤内的一样。

Mitochondria

线粒体：细胞结构中能量以盖周期产生。

Modality

物理疗法：一种采用某种治疗方式或养生法来进行的治疗。

Mucosa

粘膜：人体内凹陷器官或腔孔表面的粘膜或潮湿的组织层。

Necrosis

坏死：活组织的死亡——特别是受局部损伤（如失血、腐蚀、烧伤或局部的疾病等）引起的不同组织部分的死亡。

Neuromuscular

神经肌肉：与肌肉、神经相关，特别是连接神经与肌肉的元素。

Neurotoxicity

神经毒素：一种对神经功能有损害作用的毒素。

Norepinephrine

去甲肾上腺素：一种肾上腺延髓激素，是在交感神经系统的节后神经元内穿越突触传递的化学方式，有助于维持血压。

Oncogene

致癌基因：一种有潜能让正常细胞转变为癌细胞的基因。

Osteoblasts

成骨细胞：形成骨头的细胞，能被黄体酮和孕激素刺激。

Osteoclast

蚀骨细胞：任何一种大型多核细胞（含有两个核以上）与骨头恰当地重塑所必要的骨吸收区域紧密相关。

Osteoporosis

骨质疏松症：一种影响上了年纪的女性的疾病，特点是骨质量下降，骨密度的下降和骨空间的增大导致孔隙度和脆性。

Paraquat

百草枯：一种除草剂，专门用于清除野草和杂草，如吸入人体，对于肝脏、肾脏和肺特别有害。

Pathogenesis

发病机制：疾病的起源和发展。

Perimenopause

围绝经期：围绕更年期的开始的一个阶段，有很多明显的生理症状（如潮热、月经不准等）。

Permutation

置换；一种完整的变换或变化。

Pernicious anemia

恶性贫血：继发于维生素 B12 吸收受损害后的贫血，伴有严重的神经退化。

Peroxidase

过氧化物酶：一种酶能够加速氧气从过氧化氢中转移到需要氧气的组织内。这个过程对细胞能源的产生是至关重要的。

Phosphatidylcholine

卵磷脂：一种磷脂，帮助大脑建构神经传导功能，加强记忆。

Phosphatidylserine

磷脂酰丝氨酸：一种磷脂，能维持大脑细胞膜，有助于缓解痴呆和抑郁。

Phthalate

邻苯二甲酸：用于石膏中的稳定剂，对肝脏和其他组织有毒。

pituitary

脑垂体：主要的内分泌腺，生产控制其他激素和很多（如生长）的人体功能的激素。

Polycystic ovaries

多囊卵巢：多发性囊肿疾病，与不育症、体重增加和其他症状相关。

Prolactin

催乳素：脑垂体的一种蛋白激素，引导并维持女性产后乳汁分泌，同时也会阻碍其他激素功能。

Pylori

幽门：从胃部通往小肠十二指肠的开口部位。

Quartile

四分位数；整体的四分之一。

Recolonize

重殖：重新构建细菌生长，特别是在胃肠道来改进消化和吸收功能。

Rectus abdomin

腹直肌：在腹百线边上的一条长扁的肌肉，延伸整个前腹的长度，起源于耻骨嵴联合，插入第五、第六和第七肋骨中的软骨，其作用是使脊柱灵活，加强前腹壁，帮助腹腔器官内部紧凑。

Selenium

硒（非金属元素，符号）：一种元素，用作于甲状腺的激活的一个成分，也可对重金属化学排毒。

Serotonin

羟色胺：大脑中的一种涉及传递神经冲动的化学物质，可以引发大脑血管内物质的释放，导致由于血管收缩效果所致的偏头痛。它可以用来控制体重、嗜糖、抑郁、肌肉疼痛以及其他疼痛。

Sleep apnea

睡眠呼吸暂停：睡眠中短暂的呼吸暂停的反复发作，特别是由呼吸道堵塞或大脑呼吸中枢紊乱所导致，与白天的过度睡眠有很大的相关性。

Statin

汀：任何一组药物，能禁止胆固醇合成，促进肝脏内约束低密度脂蛋白受体的生产，导致低密度脂蛋白水平明显的下降和适度的血浆内高密度脂蛋白水平的上升。副作用包括肝脏损伤、辅酶 Q10 的减少和记忆问题。

Stenosis

狭窄(症):人体通道或管口的狭窄或紧缩。

Thyroxine

甲状腺素:甲状腺分泌的主要激素之一,包含氨基酸酪氨酸四碘(T4)。T4活性没有T3强,能促进人体的所有组织的新陈代谢。

Transdermal

透皮:一种通过皮肤吸收渗入血液的相关治疗方法。

Troche

锭剂,片剂,喉片,含片。

tumor necrosis factor-alpha

肿瘤坏死因子-α:主要由单核细胞和巨噬细胞产生的一种蛋白,对内毒素起反应,可以中和炎症,并在激活白细胞过程中导致对一些肿瘤细胞的摧毁。